Mãe saudável, Bebê feliz

Como se alimentar quando está amamentando seu bebê

Mãe saudável, Bebê feliz

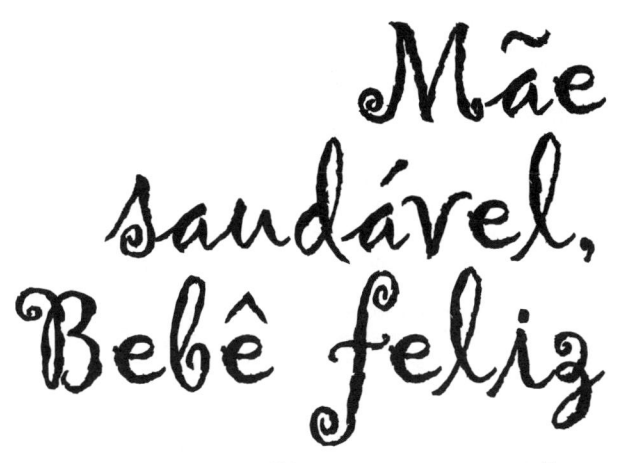

Como se alimentar quando está amamentando seu bebê

ANNEMARIE TEMPELMAN-KLUIT

Tradução Catharina Pinheiro

LAROUSSE

Título do original: *Healthy mum, happy baby*
Copyright © 2007 by Annemarie Tempelman-Kluit
Copyright © 2009 by Larousse do Brasil
Publicação autorizada por Random House Canada,
uma divisão da Random House of Canada Limited.

Nenhuma parte deste livro pode ser reproduzida sob quaisquer meios existentes sem autorização por escrito dos editores.

Edição brasileira

Publisher	*Janice Florido*
Edição	*Isney Savoy*
Assistência editorial	*Soraya Leme*
Consultoria	*Conceição Bragança*
Revisão	*Maria Aiko Nishijima*
Coordenação de Arte	*Thaís Ometto*
Capa	*Thaís Ometto*
Ilustração da capa	*Cibele Queiroz*
Diagramação	*Eduardo Enoki*
Produção gráfica	*Maykow Rafaini*

Dados Internacionais de Catalogação na Publicação (CIP)
(Câmara Brasileira do Livro, SP, Brasil)

Tempelman-Kluit, Annemarie
  Mãe saudável, bebê feliz / Annemarie Tempelman-Kluit ; tradução Catharina Pinheiro. --
São Paulo : Larousse do Brasil, 2009.

Título original: Healthy mum, happy baby : how to feed yourself when you`re breastfeeding your baby.
ISBN 978-85-7635-534-2

1. Aleitamento materno 2. Lactação - Aspectos nutricionais 3. Mães - Alimentação 4. Receitas culinárias I. Título.

09-04994   CDD-613.629
                  NLM-WP 825

Índices para catálogo sistemático:
1. Aleitamento materno : Aspectos nutricionais:
Ciências médicas 613.269

1ª edição brasileira: 2009
Direitos de edição em língua portuguesa, para o Brasil, adquiridos por
Larousse do Brasil Participações Ltda.

Av. Profa. Ida Kolb, 551 - 3º andar - São Paulo - SP - CEP 02518-000
Tel.: 55 11 3855-2290 / Fax: 55 11 3855-2280
E-mail: info@larousse.com.br
www.larousse.com.br

Para Madeleine, que inspirou este livro,
e Lucy, que foi gestada junto com ele.

SUMÁRIO

Introdução   9

PARTE UM: COMENDO POR DOIS
1: Amamentação: Quão Bom Pode Ser   17
2: A Base de uma Dieta para a Amamentação   25
3: Coma, Beba, mas Tenha Certos Cuidados   45

PARTE DOIS: GUIA DE SOBREVIVÊNCIA PARA UMA ALIMENTAÇÃO SAUDÁVEL
4: Abastecendo: Preparando a sua Cozinha para a Chegada do Bebê   57
5: Como Cozinhar e Comer Quando Não se Tem Tempo para Fazer Nenhuma das Duas Coisas   75

PARTE TRÊS: AS RECEITAS
6: Café da Manhã e Lanches   93
7: Refeições Rápidas   115
8: Refeições Principais   129

Agradecimentos   170
Índice Remissivo – Receitas   171

INTRODUÇÃO

Você pensava que estava preparada. Você tomou todas as providências do pré-natal, desde tomar vitaminas a praticar ioga e assistir às aulas para dar à luz. Você leu todos os livros, escolheu uma decoração para o quarto e fez um excelente estoque para as necessidades do bebê, de fraldas a aspiradores nasais. Porém, à medida que o seu dia chegava, você começou a enlouquecer com a ideia de realmente ter esse bebê. Perfeitamente normal. Não é de se surpreender que muitas mães se fixem na dor do parto, que pode ofuscar os pensamentos sobre os primeiros dias com o seu bebê. Contudo, o parto – por mais doloroso e demorado que possa ser – não dura mais que um dia ou dois.

Os primeiros dias da maternidade, por outro lado, são completamente ameaçadores. Você está mais do que exausta e se pergunta se o seu bebê – e você, naturalmente –, dormirão algum dia por mais de uma ou duas horas. (Não se preocupe, isso vai acontecer!). E você se preocupa. Você teme que não tenha criado um elo com o seu bebê, pois, apesar do que dizem os livros, você não parece distinguir os diferentes choros dele. Você tem certeza de que o conteúdo da fralda que está trocando não pode ser normal. Você se preocupa com o crescimento e o progresso do bebê, compara o desenvolvimento dele ao de outros bebês no seu círculo de mães e se pergunta como algumas outras mães parecem ter tempo de passar rímel quando você mal consegue aplicar direito a pomada antiassaduras.

E também tem a amamentação, que traz consigo todo um conjunto diferente de preocupações e desafios. Por que algo que deveria ser tão natural não acontece necessariamente com tanta naturalidade? Você tem leite o bastante ou demais? Seu bebê mama com muita frequência ou não mama o suficiente? Minha primeira filha recusava-se terminantemente a mamar. Ela abria um berreiro furioso ao menor sinal de um mamilo, como se eu estivesse oferecendo veneno em vez de leite.

"Eu nunca tinha visto algo assim", anunciou o perplexo consultor em lactação que visitei.

Mas eu estava determinada a amamentar. O leite materno era, afinal, o melhor. Todos os especialistas recomendavam alimentar o bebê somente com leite materno por seis meses, e meu leite estava transbordando benefícios de longo prazo para a saúde do meu bebê – e não achem que pensamentos sobre perder mais peso não passaram pela minha cabeça. Dessa forma, aluguei uma bomba elétrica de tirar leite e passava várias horas fervendo peças daquela parafernália enquanto o resto da minha família dormia. Dávamos meu leite à minha filha com colheres, seringas, xícaras, e por fim mamadeiras, apesar de minhas atrapalhações com bicos. Misteriosamente, quando tinha três semanas e meia de vida, ela pegou o peito e nunca mais olhou para trás.

Minhas provações e tribulações me fizeram reunir uma biblioteca bastante extensa sobre amamentação. Em um livro do famoso Dr. William Sears descobri uma lista de alimentos ricos em nutrientes que valem cada centavo para mães que estão amamentando. Apesar de toda a leitura e preparação para a maternidade, eu só atentei para o fato de que estava comendo por dois quando li essa lista. Eu sabia que o que eu comesse influenciaria no meu leite, e que precisava me manter bem hidratada e comer mais do que comia antes da gravidez, mas nunca havia realmente considerado o quanto minha dieta afetaria o crescimento e o desenvolvimento do meu bebê ou minha saúde e energia. Ótimo. Eu agora tinha mais uma coisa com que me preocupar. Meu bebê estava consumindo o bastante das vitaminas de que ele precisava? Seu Q.I. seria para sempre afetado se eu não comesse peixe ou linhaça o suficiente? Se eu vivesse unicamente de *fast food* meu leite ainda seria melhor para o meu bebê do que o leite em pó? E como exatamente eu deveria me alimentar a fim de poder alimentá-lo melhor?

A maioria dos livros que eu havia lido recomendava que uma mãe no período da amamentação continuasse se alimentando da mesma forma saudável com que se alimentava quando estava grávida. É mais fácil falar do que fazer. Naqueles primeiros dias confusos da maternidade estávamos sobrevivendo à base de comida congelada, de "quentinhas" ou das refeições que minha mãe trazia. Nenhuma fórmula para um sucesso de longo prazo – mas extraordinariamente apropriada naquele momento. O que eu precisava era de algo além de conselhos sobre o tipo de alimentos que deveria comer. Precisava de algum tipo de orientação sobre como exatamente uma mulher que acaba de se tornar mãe pode conseguir se alimentar de forma saudável enquanto cuida de um recém-nascido. Como arranjar tempo para cozinhar e comer quando não se tem tempo nem de esvaziar o lava-louças? Não parecia existir nada que pudesse me ajudar a resolver esse problema. E a minha necessidade tornava-se cada vez mais desesperadora. Assaltar os armários da cozinha às 3h da manhã tentando encontrar alguma coisa para comer que não fosse torrada ou chocolate parecia loucura. Meu marido e minha filha de dois meses dormiam profundamente, mas a minha necessidade desesperada por comida estava superando até a minha necessidade desesperada de dormir. Eu só queria alguma coisa, qualquer coisa saudável para preencher o enorme e permanente vazio que parecia ter ocupado o lugar recentemente desocupado pelo meu bebê. Enquanto devorava outra tigela de cereal, eu desejava que minhas aulas do pré-natal tivessem abordado a alimentação de uma mãe com um recém-nascido e ressaltado mais a importância de abastecer o freezer com mais do que comida congelada. Eu queria ter tido alguma noção do quanto ficaria com fome, de como a minha dieta afetaria a minha energia e o meu leite, de como comer bem ajudaria na transição para a maternidade, e, francamente, do quanto eu precisaria de ajuda. Percebi que realmente precisava de um guia para abastecer minha despensa com lanches práticos e ingredientes para refeições rápidas. Eu precisava de um conjunto de receitas saudáveis que fossem rápidas de preparar e fáceis de acondicionar e armazenar no freezer. Eu tinha necessidade de informações nutricionais confiáveis, simples e atualizadas. Precisava saber se algum dia haveria um momento para pedir ajuda e ser clara naquilo de que precisava – lavar os pratos ou limpar o banheiro ou jantar fora – o momento chegara. E eu precisava saber que, por melhores que fossem as minhas intenções e por melhor que eu abastecesse a minha despensa, haveria circunstâncias que requereriam uma barra de chocolate livre de culpa, uma tigela enorme de batatas chips ou uma taça de vinho. E se eu precisava disso, com certeza outras mães também precisavam. Comecei a fazer uma pesquisa com minhas novas amigas-mães. Elas tinham ouvido falar nessa lista de alimentos que eram considerados os melhores para a amamentação? Estavam seguindo alguma recomendação dietética? Novas mães hoje em dia são sufocadas pela pressão de dar aos seus bebês todas as vantagens – do leite materno, passando pelos *bodies* de bebê de algodão orgânico, aos *flashcards* infantis*. Temendo estarem também alheias a alguma informação crucial sobre o novo desafio de ser mãe, minhas amigas pularam

---

* Método de aprendizado que consiste de cartões com perguntas ou ilustrações, com ou sem dicas, de um lado e com as respostas, do outro, utilizados, por exemplo, no aprendizado das partes do corpo humano, de línguas etc. (N. da T.)

comigo no trem da preocupação. Será que eu poderia enviar essa lista por e-mail para elas? O que mais elas deveriam estar comendo? Passei a visitar nutricionistas e consultores em amamentação. Tornei-me uma visitante assídua dos sites do Health Canada e da Academia Americana de Pediatria. Também me tornei a pessoa certa a ser procurada pelas minhas amigas e as amigas delas com dúvidas sobre amamentação, e elas, por sua vez, compartilhavam comigo suas dicas e truques para tornar a vida com um recém-nascido mais fácil. Pouco a pouco minha ideia para o *Mãe Saudável, Bebê Feliz* foi se desenvolvendo; ele seria um livro não apenas de receitas para mães que estivessem amamentando, mas também teria como intenção tornar sua vida um pouquinho mais fácil.

Todas as receitas em *Mãe Saudável, Bebê Feliz* foram testadas por mães de verdade, com bebês de verdade choramingando, murmurando ou mesmo dormindo por perto. A maioria dos lanches pode ser ingerida com uma só mão, de forma que a outra fica livre para amamentar, empurrar o carrinho ou brincar. O capítulo sobre o abastecimento da sua despensa tem como objetivo ajudá-la a encher seus armários pré-bebê, a fazer melhores escolhas na alimentação. Há também um capítulo sobre o básico de uma dieta saudável para o período da amamentação.

E embora os *bodies* de bebê de algodão orgânico e os *flashcards* possam ter um papel na vida do seu bebê, não se esqueça de que o que ele realmente quer mais que qualquer coisa é você. Espero de verdade que os conselhos reunidos nessas páginas ajudem-na a se preocupar um pouco menos, mantenham sua nova culpa materna em banho-maria em vez de entrar em ebulição, lembrem-na de confiar nos seus instintos mais do que em especialistas que nunca conheceram o seu bebê, e de comer um pouco melhor a fim de ter mais energia para você e para ele. Divirta-se.

1

Comendo por dois

1

AMAMENTAÇÃO: QUÃO BOM PODE SER

Como uma mulher que acaba de se tornar mãe, você pode estar surpresa com o trabalho que a amamentação pode dar. Se a gravidez não a convenceu de que você não está mais no comando da casa, a amamentação certamente a convencerá. Afinal de contas, quando o assunto é comer, a pessoinha que você está alimentando é quem decide.

Tive que aprender essa lição em dose dupla depois do nascimento da minha segunda filha, Lucy. Eu achava que depois de todos os problemas e estresses que havíamos tido com a amamentação de Madeleine eu já havia tido a minha cota, mas não: Lucy queria muito mais dormir do que mamar, e quando conseguíamos acordá-la – uma tarefa que envolvia bolsas de gelo e deixá-la seminua em pleno inverno – ela mamava quase que literalmente por uma hora a fio. Ela parecia segurar com perfeição, o meu suprimento de leite parecia ótimo, e eu aparentemente não tinha aftas, mas desenvolvi uma assadura agonizante, chegando a chorar quando ela segurava os mamilos. Mais uma vez, li livros e consultei especialistas, mas ninguém podia identificar o problema, que por sorte resolveu-se sozinho quando Lucy tinha quase dois meses. Amamentar pode ser surpreendente de várias formas. Uma mãe que conheço, com os pés no chão, professora de ioga, supunha que a amamentação seria uma experiência maravilhosa e desapontou-se por achá-la tediosa e frustrante. Outras mães que esperam que a amamentação seja apenas uma obrigação se surpreendem com o quanto passam a gostar dela. Se você estiver achando a amamentação tediosa, pode ser que ajude lembrar que está dando ao seu bebê o melhor que pode – seu leite – e considerar cada mamada a oportunidade para aprender a curtir mais o momento e ser mais paciente. É também possível que ajude se você posicionar a cadeira para amamentação perto da televisão e permitir-se assistir a ela durante algum tempo enquanto amamenta. Conheci mães

Cuidando dos "Garotos"

Seus poderosos seios provavelmente estão recebendo muito mais atenção que em qualquer outro momento. Mas, em vez de pensar na sua firmeza e beleza, você está mais preocupada com problemas como vazamentos, rachaduras, sangramentos e bloqueios. (Suspiro). Seus seios são outra coisa que precisa de cuidados. Aí vão algumas dicas sobre como mantê-los o mais saudáveis possível:

- Seque-os ao ar após as mamadas.
- Evite lavá-los com sabonete.
- Esprema algumas gotas de leite materno e esfregue-as nos seus mamilos após cada mamada.
- Evite usar qualquer creme nos mamilos, exceto lanolina pura – a não ser que o creme tenha sido prescrito pelo seu médico.
- Use enchimentos de puro algodão, ou enchimentos descartáveis sem revestimento de plástico, de forma que seus mamilos possam respirar.

que conseguiram organizar os horários das mamadas de forma a utilizá-los para assistir aos seus programas favoritos.
Algumas vezes a amamentação pode parecer uma experiência terrível, e haverá momentos em que você se perguntará como chegou a pensar que aquilo pudesse ser uma boa ideia. As instruções a seguir são destinadas a ajudá-la nesses momentos:

AMAMENTAR... Por que é Melhor para os Bebês?
- O leite materno é exatamente aquilo que seu bebê precisa. As proteínas, gorduras e minerais que ele contém se ajustam conforme o momento do dia, as estações e a mudança de necessidades do seu bebê.
- Os anticorpos presentes no seu leite reduzem a possibilidade de infecção do seu bebê e aumentam a proteção contra infecções de ouvido, respiratórias e gastrointestinais.
- O leite materno aumenta a proteção contra doenças como o diabetes infantil.
- O leite materno aumenta a proteção contra alergias.
- O leite materno pode ajudar no desenvolvimento cognitivo.

... Por que é Melhor para as Mães?
- Amamentar libera hormônios que ajudam o útero a se contrair depois do nascimento.
- Amamentar ajuda a prevenir o câncer de mama e de ovário.
- Amamentar ajuda na perda de peso pós-parto.
- Amamentar ajuda a prevenir a osteoporose.

... Por que Torna a Vida Mais Fácil?
- Embora nem sempre possa parecer tão fácil quando você é a única que pode alimentar seu bebê, o leite materno está sempre fresco e pronto para servir.
- Amamentar poupa tempo; não há necessidade de esterilizar, misturar ou lavar mamadeiras.
- Amamentar poupa dinheiro; apesar da crescente ingestão calórica da mãe, ainda custa bem menos alimentar você do que alimentar seu bebê com leite em pó, mamadeiras e bicos.

A Health Canada, a Sociedade Canadense de Pediatria e a Academia Americana de Pediatria agora seguem a recomendação de 2001, da Organização Mundial de Saúde, de que um bebê deve ser alimentado exclusivamente com leite materno durante seis meses*. Ser exclusivamente amamentado com leite materno significa que o seu bebê deverá ingerir somente leite materno – incluindo leite materno extraído – juntamente com suplementos de vitamina D e quaisquer medicamentos de que ele possa precisar. Embora isso seja o ideal, qualquer leite materno é melhor do que nenhum leite materno, e por várias razões pode ser que seja necessário para a saúde do bebê complementá-lo com leite em pó, desmamar antes do tempo previsto, ou começar a passar para os sólidos antes dos seis meses. Há também algumas situações em que a amamentação pode não ser recomendada.

Quando o Peito Pode não ser a Melhor Coisa
As seguintes condições médicas podem impedi-la de amamentar, mas a sua decisão deve ser tomada em conjunto com seu médico:

HIV/AIDS: Não é recomendado que mães soropositivas

* Orientação também seguida no Brasil. (N. do E.)

amamentem visto que há o risco de transmissão do vírus para o bebê.

Tuberculose: Embora seja raramente transmitida pelo leite materno, a tuberculose (TB) pode ser transmitida pela exposição à saliva, portanto, mães com TB ativa só devem amamentar se estiverem recebendo uma terapia apropriada e se a tuberculose não for considerada contagiosa.

Prevenindo o Bloqueio dos Canais Lactíferos

O bloqueio de canais é causado pela drenagem incorreta do leite, e se não for tratado pode levar a uma mastite – o que você realmente não gostaria de ter. Se você encontrar um inchaço rígido no seu peito, que dói quando você toca, há a possibilidade de você ter um canal bloqueado. O tratamento inicial é continuar amamentando. Você saberá que o seu canal está inflamado se, além de o inchaço estar rígido e intumescido, você tiver febre e sintomas semelhantes aos da gripe. Aí vão algumas dicas para evitar o bloqueio de canais:

- Use um sutiã de amamentação, preferivelmente sem suporte de ferro. Se você estiver usando um sutiã de amamentação com suporte de ferro, certifique-se de que ele seja ajustado por um profissional.
- Se você estiver usando um sutiã comum, tire o seio pela parte de cima, e não pela de baixo, quando for amamentar.
- Experimente diferentes posições na hora de amamentar para garantir que todos os canais sejam drenados.
- Deixe o bebê esvaziar completamente um peito antes de trocar para o outro.
- Se você sentir um inchaço, massageie a área bloqueada na direção do mamilo quando estiver no banho ou enquanto estiver amamentando.

Hepatite B: Se você contrair hepatite B no período da amamentação, é importante que seu bebê seja imunizado contra ela o mais rápido possível.

Herpes: A não ser que tenha lesões em volta ou no mamilo é improvável que o vírus contamine o seu leite.

O leite materno pode ser a melhor coisa, mas se você se sentir culpada por não poder amamentar ou por não amamentar durante o tempo que gostaria não será benéfico para você nem para o seu bebê. Suas experiências com a amamentação, assim como com a maternidade, ensinarão que as coisas nem sempre acontecem de acordo com as regras, e que a paciência, a flexibilidade e o pragmatismo a levarão longe. Também ajudará se você basear suas decisões em relação à amamentação em fatos e não na ficção. Vamos esclarecer alguns mitos populares.

Os Mitos da Amamentação

1. A AMAMENTAÇÃO PRENDE VOCÊ.

Não necessariamente. Embora a amamentação comprometa em definitivo o seu tempo, ela não necessariamente a impedirá de sair de casa. Contanto que se sinta confortável amamentando em público, os bebês ficam felizes em sair para explorar o mundo. E não ter que levar mamadeiras e leite em pó para todos os lugares permite que você se locomova relativamente sem peso. Você se surpreenderá ao descobrir quantas pessoas não se importam se você aparecer com seu bebê a reboque. Eu levei comigo minha filha de três meses de idade, resistente a mamadeiras, ao meu dentista, onde ela sentou-se alegremente em uma cadeira de balanço perto da recepcionista, e foi admirada por todos.

No início, amamentar em público pode parecer um pouco assustador; então, leve uma amiga para dar apoio moral ou encontre outra mãe que esteja amamentando, e façam isso juntas. Depois de ter praticado algumas vezes, você se sentirá mais confortável com todo o processo.

Se precisar sair sozinha, e o seu bebê aceitar a mamadeira, você pode espremer o leite e deixar com o seu parceiro ou enfermeiro(a) para que ele(a) possa alimentá-lo enquanto você estiver fora. Embora um bebê alimentado pela amamentação possa fazê-la contemplar com nostalgia os tempos da ama-de-leite, você ainda pode sair sozinha por uma ou duas horas entre as mamadas.

2. A AMAMENTAÇÃO FARÁ MEUS SEIOS PERDEREM A FIRMEZA.

Você não perceberá quão elásticos seus seios são até que seu bebezinho comece a puxá-los. A genética e o biótipo são os fatores que determinarão quão firmes eles ficarão, não a amamentação. Você pode colaborar usando sutiãs que ofereçam um apoio maior e exercitando seus músculos peitorais.

3. MÃES QUE ESTÃO AMAMENTANDO TÊM QUE BEBER LEITE PARA PRODUZIR LEITE.

Leite não produz leite. Uma dieta cheia de vegetais, frutas, grãos e proteínas oferece tudo o que é necessário para a produção de leite.

4. MEU BEBÊ ESTÁ SEMPRE COM FOME, É POSSÍVEL QUE EU NÃO TENHA LEITE O BASTANTE.

O leite materno é digerido com mais facilidade do que o leite em pó, portanto, bebês amamentados comem com mais frequência do que bebês alimentados por leite em pó. Contudo, cada bebê tem um apetite diferente – um fato que você terá a possibilidade de comprovar se tiver mais de um. Alguns beliscam incansavelmente, outros se alimentam por mais tempo e com menos frequência. A melhor forma de garantir um suprimento abundante de leite é amamentar seu bebê quando ele estiver com fome e não limitar o tempo das mamadas.

5. CEREAL DE ARROZ AJUDARÁ MEU BEBÊ A DORMIR MELHOR À NOITE.

Seria maravilhoso se fosse assim tão simples. Amigos e parentes bem-intencionados muitas vezes vão sugerir que você comece com sólidos antes do planejado para fazer seu bebê dormir mais durante a noite. Existem muitas teorias e filosofias sobre os bebês e o sono, todas diferentes, porém, a maioria dos especialistas afirma que o cereal de arroz não ajudará seu bebê a dormir mais.

O ideal é que os bebês sejam exclusivamente amamentados nos primeiros seis meses, mas algumas mães acham necessário introduzir sólidos mais cedo. Você deve tentar esperar ao menos quatro meses para introduzir sólidos; mas, depois disso, se achar que seu bebê precisa de mais, consulte o médico.

6. AMAMENTAR PREVINE A GRAVIDEZ.

Acredite nesse mito e provavelmente dará as boas-vindas a outro pequenino daqui a dez meses. A amamentação pode ser 98% eficiente como método contraceptivo se o seu bebê não aceita nada além de leite de imediato – isto é, nem sólidos, nem chupetas nem leite em pó. Mas por que se arriscar se você não estiver pronta para gerar novamente? Converse com seu médico sobre o método contraceptivo mais eficiente para o seu estilo de vida.

2

A BASE DE UMA DIETA PARA A AMAMENTAÇÃO

Não pude acreditar na fome que sentia quando comecei a amamentar. Comer por dois havia sido uma das minhas partes favoritas da gravidez – depois de ter superado o primeiro trimestre de náuseas – e quase compensou o aumento da minha circunferência e a vontade contínua de fazer xixi. Por outro lado, quando comecei a amamentar, comer por dois tornou-se um dever, uma provação, uma necessidade física que eu não conseguia satisfazer. Eu já sabia que os primeiros dias da maternidade seriam exaustivos, mas não esperava que, para mim, a fome, na grande maioria das vezes, fosse vencer o cansaço. Os dias em que eu comia frugalmente e saboreava a comida haviam passado; em lugar disso, descobri que podia colocar um muffin inteiro na boca, que era muito bom tomar iogurte direto da garrafa e que eu podia comer queijo e bolachas, falar ao telefone e balançar um bebê inquieto ao mesmo tempo. Até o almoço de domingo, com toda a minha família, eu ainda não havia percebido quão fundo havia chegado. Quando me sentei à mesa com todos os lugares ocupados, senti-me como se não comesse há meses. Não consegui esperar que todos se sentassem – dois minutos pareceram duas horas. No momento em que todos se sentaram, minha boca e meu prato já estavam cheios. Parei de mastigar por tempo suficiente para apenas murmurar através da comida:

— Desculpe, mamãe, não consegui esperar, tudo está muito bom!

Olhando em retrospecto, não é de se surpreender que eu estivesse com tanta fome. O corpo de quem amamenta precisa de cerca de 500 calorias por dia para produzir a quantidade de 0,7 a 0,8 litro de leite materno de que o bebê necessita por dia. Embora nem todas as mulheres passem pela experiência da fome intensa que senti, sua necessidade nutricional aumenta quando estão amamentando. Com algumas exceções importantes, que veremos mais adiante no livro, a qualidade da sua dieta não influenciará muito na qualidade do seu leite. Se você não consumir nutrientes o bastante, seu corpo colocará o bebê em primeiro lugar e esgotará seu depósito de vitaminas e minerais para certificar-se de que ele receba a quantidade de que precisa. Entretanto, uma dieta inadequada pode afetar a quantidade de leite produzido e a qualidade da sua saúde atual e futura. Se você não consumir nutrientes o suficiente, poderá sofrer de deficiências vitamínicas e minerais que posteriormente poderão afetar a sua saúde. Consumir uma dieta saudável durante os primeiros dias de maternidade também lhe dará a energia necessária para cumprir as exigências enormes que serão feitas ao seu vigor e à sua força, e substituirá os nutrientes perdidos durante a gravidez – como cálcio, vitamina D, ferro e ácido fólico. Além disso, uma dieta saudável garantirá que você receba os nutrientes que seu bebê só poderá obter de você, tais como as gorduras essenciais. Além do mais, comer a quantidade suficiente de fibras e beber bastante líquido ajudam no funcionamento do intestino – uma grande preocupação para aquelas que fizeram cesariana. Atualmente, há uma tendência entre as mães a acreditar que se tornar mãe significa colocar as necessidades do seu bebê sempre acima das suas, mas cuidar de si mesma e comer bem a ajudarão a ser a mãe que você quer ser – não necessariamente a mãe que tem tempo de colocar rímel, mas a mãe com energia para interagir com o seu bebê e que dá um ótimo exemplo para o seu filho e para sua família sobre como e o que comer.

> ### História de uma Mãe
> Eu achava que havíamos tentado de tudo, mas meu primeiro filho e eu não conseguíamos fazer a amamentação funcionar. Quando ele tinha oito semanas, nossa principal preocupação nutricional era encontrar um tipo de leite em pó que ele não cuspisse imediatamente. Ele era exigente na época, e ainda hoje é meticuloso.
>
> Quando o bebê seguinte – o último – estava a caminho, eu ainda era idealista – e preocupada – em relação à amamentação. Estava eu preparada? Mas o filho número dois pesava quase 5 kg quando nasceu e mamar era a sua prioridade principal. Ele comia avidamente, eficientemente, intensamente, a cada duas horas, dia e noite, sem brincadeiras. Ele estava procurando calorias. Logo, o maior desafio nutricional era se, como mãe dele, eu poderia acompanhar ou não o seu ritmo.
>
> Não consigo encontrar palavras para descrever a fome insaciável que eu sentia. A geladeira estava bem abastecida e meu amável marido preparava para mim um megacafé da manhã antes de eu ir para o trabalho. Ele também fazia o jantar quando eu chegava em casa. Como eu estava sendo mimada, não? Mas todo dia continuava sendo uma disputa entre o apetite do bebê e o meu, e o bebê sempre vencia. Às 5h da tarde eu estava completamente abandonada na cadeira para amamentação, enlouquecida e esgotada, esperando desesperadamente pelo som da chave na fechadura – o som de alguém finalmente chegando em casa para me alimentar. Aquela realidade era patética.
>
> *- Anne, mãe de dois filhos.*

> ### Exercitando-se
>
> Exercícios ajudam na perda de peso pós-parto, melhoram o humor e aumentam a energia, além do que podem ajudar a acabar com aqueles pneuzinhos que cresceram junto com o bebê. Porém, pode ser difícil conciliar aulas de ginástica com o seu horário de amamentação e cuidados com o bebê, especialmente se você não tiver uma babá. Aí vão algumas sugestões para que você consiga encaixar algum tempo de exercícios na sua agenda:
>
> - Procure algum centro comunitário local que ofereça serviços de berçário durante as aulas de ginástica.
> - Faça aulas de exercícios com o carrinho, exercícios mamãe-bebê ou aulas de Pilates para a mãe e o bebê, que estão se tornando cada vez mais comuns em centros comunitários e academias.
> - Explore a vizinhança com o seu bebê em um moisés ou no carrinho por 10 ou 20 minutos por dia, ou caminhe até o seu grupo de mães com outras mães da redondeza com quem você se identifica.
>
> Se não conseguir conciliar seu tempo com qualquer exercício regular, é importante lembrar-se de que aquele que acha que empurrar um bebê ladeira acima, em um carrinho com as compras, não é exercício, é alguém que nunca tentou fazer isso.

É natural que as novas mães sejam mais do que obsessivas em relação a perder o peso adquirido com a gravidez. Em todos os lugares lemos histórias e vemos as fotos de celebridades que se tornaram mães e voltaram à sua aparência de palito pré-bebê, criando expectativas impraticáveis. Sejamos realistas: levou mais de nove meses para que você adquirisse esse peso, e para nós, que não temos um *chef* nem um *personal trainer*, provavelmente será necessário ao menos o mesmo tempo para perdê-lo.

As primeiras seis semanas de amamentação definitivamente não são o momento para dieta, pois o seu suprimento de leite ainda está sendo estabelecido. Depois disso, se você estiver perdendo mais de 0,5 kg por semana, essa rápida perda de peso pode resultar na liberação de toxinas da gordura do seu corpo para o seu leite. Assim, se estiver perdendo mais de 0,5 kg por semana, você provavelmente não está comendo o bastante.

Por sorte a amamentação libera hormônios que ajudam o útero a retornar ao seu tamanho e forma anteriores à gravidez, e estudos têm mostrado que mães que amamentam tendem a perder mais peso que mães que não amamentam. Contudo, cada corpo reage de forma diferente; algumas mulheres perdem peso continuamente e voltam ao seu peso normal enquanto ainda estão amamentando, ao passo que outras conservam inflexivelmente seu peso extra até o bebê começar a comer sólidos. Não importa quão ansiosa você esteja para perder alguns quilos, seja paciente e cuidadosa. Dê tempo ao seu corpo para se recuperar e não ignore a sua fome. Além disso, não comece dietas que exijam a eliminação ou a redução drástica de um tipo de alimento, como carboidratos ou gorduras – não se sabe exatamente como essas dietas restritivas afetam o leite materno. Você já está ocupada contando fraldas molhadas e sujas e o número de vezes que o seu bebê mama por dia; portanto, a última coisa que precisa acrescentar à combinação é a contagem de calorias. Em vez disso, confie nos sinais dados pelo seu organismo e coma se estiver com fome, beba o bastante para não sentir sede e busque ter uma alimentação regular, com refeições e lanches bem balanceados. Concentre-se em alimentos ricos em nutrientes que mantenham você e seu bebê bem abastecidos, e não deixe que a eventual tigela de sorvete ou o passeio até o *drive-through* a afaste do seu curso. A melhor forma de garantir uma dieta saudável e bem balanceada é comer refeições e lanches regulares de cada um dos quatro grupos do Guia de Alimentos para uma Alimentação Saudável da Health Canada: veja o site www.hc-sc.gc.ca. Esse guia contém uma lista de cereais, vegetais e frutas, laticínios, carnes etc.

> **Desidratação?**
>
> A fadiga é um dos primeiros sinais da desidratação. Assim, embora talvez você não saiba se o cansaço se deve simplesmente ao fato de não dormir muito há dois meses, ou de não ter bebido líquido o bastante, beber um copo a mais de água não há de fazer mal.

CEREAIS

Porções recomendadas por dia: 5 a 12
Uma porção pode ser: 1 fatia de pão
½ bagel*
¾ de xícara de cereal com leite
¼ de xícara de mingau
¼ de xícara de arroz cozido
½ xícara de massa cozida

No que diz respeito aos cereais, é sempre melhor escolher produtos de cereais integrais, como pão e arroz integral, em vez de produtos de cereais refinados, como pão e arroz branco. Grãos integrais contêm todas as três partes do grão, incluindo o farelo, o gérmen e a semente ou endosperma. Farelo é uma boa fonte de fibra e contém vitamina B e antioxidantes. O gérmen é onde está concentrado o que

---
* Também chamada de pão judaico, é uma rosca feita de massa de farinha de trigo fermentada que pode ser salgada ou doce. (N. da T.)

há de melhor: nele se encontram nutrientes como niacina, tiamina, riboflavina, vitamina E, magnésio, fósforo, ferro e zinco, além da maior parte das proteínas contidas no cereal. Nem o farelo nem o gérmen estão presentes nos produtos com cereais refinados; tudo o que sobra é o endosperma, que contém muitos carboidratos e algumas proteínas, mas poucos nutrientes. Cereais integrais adicionam fibra à sua dieta e também podem ajudar a reduzir o risco de doenças cardíacas, câncer e diabetes. Dessa forma, sempre que puder, tente acrescentar mais cereal integral à sua dieta.

Elevando a aposta: Muitas receitas do livro incluem cereais integrais sempre que possível, mas aí vão algumas sugestões sobre como adicionar mais cereais integrais à sua dieta:
- Comece o dia com uma tigela de aveia em flocos ou cereal rico em fibras em vez de cornflakes (flocos de milho) ou aveia instantânea.
- Compre pão, tortilhas e massa integral.
- Em vez de cozinhar arroz branco, experimente o arroz, a cevada, o bulgur* ou a quinoa integral.
- Em receitas que peçam farinha de trigo comum, tente substituir metade por farinha de trigo integral.
- Em receitas que peçam farinha de rosca, tente substituí-la por aveia em flocos ou farelo triturado de cereal.

VEGETAIS E FRUTAS
Porções recomendadas por dia: 5 a 10
Uma porção pode ser: ½ xícara de vegetais cozidos
1 xícara de hortaliças
Metade de uma fruta, como maçã ou laranja
¼ de xícara de frutas desidratadas

---
* Tipo de trigo usado no preparo de quibe e tabule. (N. da T.)

Todos sabemos que vegetais e frutas são bons para nós. Eles estão cheios de vitaminas, minerais e fibras, e possuem naturalmente um baixo teor de sódio e calorias. Além disso, contêm compostos fitoquímicos que podem reduzir o risco de doenças cardíacas, diabetes e alguns tipos de câncer. Muitos vegetais e frutas são também boas fontes de antioxidantes, o que reduz os danos às células e aos tecidos. Porém, não se restrinja a apenas maçãs e brócolis; certifique-se de comer a maior variedade que puder. Os kiwis são ricos em vitamina C, enquanto as bananas possuem alto teor de potássio. Os aspargos são ricos em ácido fólico, e as cenouras são ótimas fontes de vitamina A. Comer uma boa variedade de vegetais e frutas – especialmente laranjas, vegetais e frutas de cor verde-escura ou outras cores escuras – fará com que você ingira a variedade de vitaminas e minerais de que precisa. Comer frutas e vegetais da época é um bom modo de expandir o cardápio. Além disso, esses produtos estarão mais frescos, terão sabor melhor e custo menor. Uma visita à feira com o seu bebê é tanto uma oportunidade de abastecer-se com fornecedores locais quanto uma chance de mostrar a ele que a comida não nasce no supermercado.

Frutas e vegetais congelados e enlatados também são fontes excelentes de nutrientes. Eles são geralmente acondicionados imediatamente depois de serem colhidos e, consequentemente, costumam conter mais nutrientes do que produtos que foram transportados por uma longa distância. Esteja atenta para o fato de que vegetais enlatados podem conter alto teor de sódio, portanto, dê preferência aos que não tiveram acréscimo de sal. Escolha frutas enlatadas que foram acondicionadas em água ou suco de frutas no lugar de syrup (xarope da seiva do bordo) – quem precisa de mais açúcar?

Elevando a aposta: Se tentar ingerir cinco a dez porções de vegetais e frutas por dia pode ser desafiador mesmo quando você está bem descansada e equilibrada, imagine isso quando você tem sido privada de sono e está cheia de hormônios. Aí vão algumas dicas simples que a ajudarão a alcançar o consumo recomendado:

- Comece o dia com uma vitamina básica (veja a receita na página 94).
- Cubra o cereal ou a aveia do seu café da manhã com frutas como bananas em rodelas, polpas congeladas ou frescas ou purê de maçã.
- Aumente uma omelete básica acrescentando vários vegetais fatiados, como cebolas, tomates, pimentões, cogumelos, espinafre e aspargos. Vegetais cozidos que sobraram do jantar da noite anterior – como batatas, cenouras e vagem – também podem ser utilizados.
- Tome uma tigela de sopa de vegetais no almoço ou como aperitivo antes do jantar. Sopas quentes de vegetais, como minestrone, são ótimas no inverno, enquanto sopas frias, como gaspacho, são refrescantes no verão.
- Quando fizer um sanduíche, tente incluir ao menos três vegetais, tais como alface, tomates, pepinos, abacates e pimentões.
- Quando fizer atum ou salada de ovos, tente acrescentar algumas rodelas de cebola, aipo, pimentões ou cenoura ralada.
- Coma pastas com cenouras, aipo, brócolis, couve-flor e pimentões.
- Cenouras com casca e sem terem sido lavadas podem custar menos; mas se comprar aqueles saquinhos práticos de cenouras em miniatura, prontas para comer, puder fazer você comer mais vegetais, então valerá a pena.

- Coma uma porção extra de vegetais no jantar.
- Ao preparar cozidos ou molhos de massa, acrescente algumas cenouras, rodelas de pimentão ou um punhado de cogumelos a mais.
- Tente colocar bastante alface e rodelas de tomate, pimentão e abacate por cima de tortilhas.
- Quando pedir pizza, peça para cobri-la com bastante vegetais e para reduzir pela metade a quantidade de queijo.

LATICÍNIOS

Porções recomendadas por dia: 3 ou 4
Uma porção pode ser: 250 ml de leite
¾ de xícara de iogurte
60 g – o equivalente a três fatias no formato de dominós – de queijo

Laticínios são uma fonte fundamental de cálcio, essencial para a saúde dos dentes e dos ossos. Se você não comer a quantidade suficiente de cálcio na sua dieta, poderá correr maior risco de desenvolver osteoporose mais tarde. O cálcio também ajuda no funcionamento dos músculos e do sistema nervoso e a regular a pressão sanguínea.

Além de cálcio, os derivados de leite contêm proteínas, vitamina B e minerais como selênio, zinco, fósforo, potássio e magnésio. O leite costuma ser enriquecido com vitamina D, que ajuda o corpo a absorver o cálcio. Os derivados do leite fermentado, como o iogurte e o coalho, podem conter probióticos e bactérias boas, que podem ajudar a manter o aparelho digestivo saudável e a prevenir algumas doenças.

Visto que muitos laticínios são ricos em gordura saturada, que é o alimento que mais provoca doenças cardíacas, é importante escolher laticínios dietéticos ou sem gordura, tais como leite e iogurte desnatados, e queijo e creme de leite dietéticos.

Quando Você não Pode Ingerir Laticínios: Nem todos podem ou gostam de beber leite. Se você for uma dessas pessoas, como obter o cálcio de que precisa? Como é mais difícil absorver o mineral de suplementos do que de fontes alimentícias, é melhor obter o seu cálcio da comida. Boas fontes de cálcio alternativas aos laticínios incluem: sardinhas enlatadas e salmão com as espinhas; suco de laranja enriquecido com cálcio e leite de soja; sementes de gergelim; amêndoas; hortaliças de cor verde-escura, tais como couve, espinafre, couve-galega e repolho-chinês; e ostras cozidas e vieiras.

CARNE E ALTERNATIVAS
Porções recomendadas por dia: 2 ou 3
Uma porção pode ser: 60 a 90 g – equivalente ao tamanho de um baralho completo – de carne bovina, ave ou peixe
1 ovo
1/3 de xícara de feijão
1/3 de xícara de lentilha
1/3 de xícara de tofu firme
2 colheres de sopa de manteiga de amendoim

A carne e suas variações possuem vitamina B, ferro, zinco, e, acima de tudo, proteínas. As proteínas são essenciais para o corpo, e precisamos delas para o crescimento e a recuperação dos tecidos. Entretanto, você tem que considerar que tipos de alimentos ricos em proteínas deve incluir na sua dieta.

Carne bovina e aves, ótimas fontes de proteínas de alta qualidade, também contêm colesterol e gordura saturada.

Você pode reduzir essa quantidade de gordura limpando a carne bovina e tirando a pele das aves. O peixe, que também é rico em proteína, possui baixo teor de colesterol e gordura saturada. Frutas secas e sementes são fontes excelentes de proteínas, ricas em nutrientes e não possuem colesterol. Contudo, por serem ricas em gordura e calorias, é uma boa ideia limitar o seu consumo. Grãos – feijão, ervilha e lentilha – são ricos em proteínas, ácido fólico, potássio, ferro e magnésio, têm pouca gordura e nenhum colesterol. Legumes também são uma boa fonte de fibras e contêm fitoquímicos, que podem ajudar na prevenção de doenças crônicas, como doenças cardiovasculares e alguns tipos de câncer. Aí está um bom número de razões convincentes para que você tente comer menos carne vermelha e mais peixe e legumes.

Elevando a aposta: Para aumentar a ingestão de legumes, tente o seguinte:
- Coma sopas que contenham legumes – como minestrone, *pasta e fagioli* (tradicional sopa italiana à base de carne, macarrão, tomates e feijão), sopa de feijão preto, lentilha e ervilhas secas.
- Acrescente grão-de-bico, feijão e lentilha às suas saladas.
- Faça lanches com pastas feitas de legumes, como homus e feijão-preto. Você também pode usar o homus num sanduíche aberto ou num pão árabe com tomates, pepinos e alface.
- Substitua a metade da carne num refogado, num ensopado ou numa caçarola, por feijões.

As receitas seguintes a ajudarão a obter proteínas de uma combinação de fontes animais e leguminosas:

Pastéis de Frango com Feijão-Preto (página 146)
Sopa de Feijão com Frango e Espinafre (página 148)

Os quatro principais grupos de alimentos são a base de uma dieta bem balanceada para todos. Contudo, a amamentação faz com que seu corpo faça exigências especiais, e alguns nutrientes são particularmente importantes para você e seu bebê.

Nutrientes Necessários

Mães que estão amamentando têm maior probabilidade de apresentar deficiência de nutrientes, como gorduras essenciais, ácido fólico e vitamina D. Aqui está a verdade sobre esses componentes cruciais em uma dieta saudável para a amamentação:

GORDURAS VITAIS

Embora, de forma geral, sua dieta tenha pouca influência sobre a qualidade do seu leite, há uma exceção crucial: a gordura. O tipo de gordura que você consome está diretamente relacionado ao tipo de gordura presente no seu leite. As gorduras fornecem energia, transportam vitaminas lipofílicas do alimento para o nosso corpo e ajudam a manter nossa pele e cabelo saudáveis. Por outro lado, as gorduras têm o dobro de concentração de calorias encontradas em proteínas e carboidratos. Além disso, as gorduras não são iguais. Gorduras "ruins" aumentam a sua taxa de colesterol, o que eleva o risco de doenças cardíacas e infarto, enquanto gorduras "boas" podem reduzir a taxa de colesterol, ajudam na prevenção de infarto e auxiliam o sistema imunológico. Finalmente, há os ácidos graxos essenciais, que são de importância crucial para o desenvolvimento cerebral e visual do seu bebê.

Gorduras saturadas e gorduras trans, que tendem a ser sólidas em temperatura ambiente, são gorduras "ruins", embora as gorduras trans possam ser consideradas as piores entre os dois tipos. As gorduras saturadas são encontradas na carne vermelha e nos laticínios – exceto nos dietéticos e nos desnatados – e aumentam a sua taxa de colesterol. Gorduras trans, que frequentemente podem ser encontradas em assados e frituras, não apenas aumentam a taxa de colesterol ruim, ou LDL, como também reduzem a taxa de colesterol bom, o HDL – que protege contra ataque cardíaco e infarto e auxiliam o sistema imunológico. No que diz respeito ao leite materno, as gorduras saturadas também reduzem os níveis gerais de gorduras presentes nele, além de inibirem a absorção de ácidos graxos. As novas leis de rotulação de alimentos do Canadá exigem que as companhias listem as gorduras saturadas e trans nas informações nutricionais, a fim de que possamos ficar atentos e evitá-las com mais facilidade.*

As gorduras monoinsaturadas e poli-insaturadas, que tendem a ser líquidas em temperatura ambiente, são gorduras "boas" e reduzem a taxa de colesterol ruim. As gorduras monoinsaturadas são encontradas na azeitona, na canola, no óleo de amendoim, nas frutas secas, nos grãos e no abacate. As gorduras poli-insaturadas, por sua vez, são encontradas nos óleos vegetais, nas frutas secas, nos grãos e em peixes gordurosos. Há, ainda, as gorduras muito boas, que são os ácidos graxos essenciais. Os ácidos graxos do tipo ômega-3 – que incluem o ácido linoleico, o ácido eicosapentaenoico (EPA) e o ácido docosa-hexaenoico (DHA) – são todos essenciais. O corpo transforma o ácido linoleico em EPA, que combate as infecções, e em DHA, necessário para o desenvolvimento e o funcionamento do cérebro e da visão. Como o nosso organismo não produz ácidos graxos essenciais, podemos obtê-los apenas dos alimentos, e as duas principais fontes de ômega-3 são os peixes gordurosos, os peixes de água fria e a linhaça.

* A legislação brasileira também faz essa exigência. (N. do E.)

Pesquisas recentes mostraram que a transformação do ácido linoleico, a partir de fontes vegetais como a linhaça em EPA e DHA, é pequena. Dessa forma, os peixes são realmente a melhor fonte de ômega-3. Parece que nossas mães realmente tinham razão: peixe é alimento para o cérebro.

Fatos sobre os Peixes: Com a propaganda negativa que tem circulado recentemente sobre os peixes, há uma grande polêmica em relação a serem eles realmente um alimento saudável ou um depósito de mercúrio e outras toxinas, devendo, portanto, ser evitados.

Os peixes são ricos em proteína, possuem baixo teor de gordura saturada e constituem uma das principais fontes de ácidos graxos ômega-3. Infelizmente, alguns peixes possuem alto teor de mercúrio, o que pode ser prejudicial a fetos em desenvolvimento, bebês no período de amamentação e crianças mais novas – o que também não é bom para adultos. O salmão criado em cativeiro, como atualmente ouvimos dizer, contém dioxinas cancerígenas. Isso quer dizer que é melhor dar preferência ao óleo de linhaça e aos ovos enriquecidos com ômega-3 e nunca comer peixe novamente? Dificilmente. Apenas precisamos ficar atentos ao tipo de peixe que estamos comendo.

Peixes maiores, de vida longa, que se alimentam de outros peixes, acumulam níveis mais altos de mercúrio, e, portanto, devem ser totalmente evitados por mulheres grávidas ou que estão amamentando, bem como por crianças menores. Esses tipos de peixe incluem filé de atum, peixe--espada, tubarão, agulhão, peixe-batata (*Malacanthidae*), cavala, lúcio e *walleye*. O atum "branco" deve ser comido não mais que uma vez por mês, assim como os peixes da família *pomatomidae*, a garoupa, o *roughy* alaranjado e a lagosta.

Entretanto, o atum enlatado "light" – geralmente bonito, listrado, albacora laje ou tongol – é menor e vive menos que o atum albacora, e, portanto, contém menos mercúrio. Peixes selvagens gordurosos e de vida curta – tais como a sardinha, o salmão e o peixe-carvão do Pacífico – são as espécies mais benéficas e menos perigosas. Além deles, sinta-se livre para comer regularmente: anchova, robalo, moluscos, bacalhau, caranguejo, solha, hadoque, halibute, arenque, carapau – mas não cavala –, ostras, perca, pescada-polaca, vieira, camarão, arraia, cioba, linguado, lula, tilápia e truta.

Ficamos ainda com a questão do salmão. O salmão criado em cativeiro geralmente possui níveis mais elevados de dioxinas que o salmão selvagem por causa do tipo de alimento que ingere. Dessa forma, é preferível comer o salmão selvagem. Entretanto, fique atenta ao fato de que os níveis de dioxina no salmão criado em cativeiro estão dentro dos limites estabelecidos pelo governo, e que você pode reduzi-los com a remoção da pele e da gordura marrom antes de cozinhar o salmão, permitindo que a gordura seja drenada durante o cozimento. O salmão enlatado é quase sempre salmão selvagem, e produtores inteligentes geralmente indicam isso no rótulo.

Tomar cápsulas de óleo de peixe pode ser a forma mais fácil de obter todo o ômega-3 necessário para você, mas, como qualquer suplemento, as cápsulas de óleo de peixe não possuem todos os nutrientes do alimento, e não se sabe se esses outros nutrientes trabalham juntamente com o ômega-3 para oferecer os benefícios à saúde. Diferentemente do peixe, os suplementos não contêm vitamina D. Os óleos de fígado de peixe possuem níveis potencialmente elevados de vitamina A e podem estar contaminados com mercúrio e outros poluentes. Pesquise para certificar-se de que está ingerindo uma alternativa "pura" se realmente quiser tomar suplementos.

Sendo assim, não elimine o salmão e outros peixes da sua dieta. Vá até uma peixaria e faça escolhas bem criteriosas. As vitaminas e os ácidos graxos essenciais são muito benéficos para serem deixados de lado.

Elevando a aposta: Aí vão algumas sugestões para que você possa certificar-se de que está ingerindo ácidos graxos todos os dias:

- Coma peixes gordurosos frescos, congelados ou enlatados, tais como salmão, anchovas, sardinha e carapau, duas a três vezes por semana.
- Use linhaça triturada nos assados, por cima do cereal, do queijo cottage e da salada, ou das vitaminas. As sementes trituradas são uma fonte melhor de ácidos graxos que as sementes inteiras, embora estas também sejam boas. A linhaça triturada pode ser mantida num recipiente opaco e impermeável na geladeira por até três meses, ou as sementes inteiras podem ser trituradas num moedor de café.
- Torne as frutas secas e as sementes parte de seus lanches diários.
- Procure produtos enriquecidos com ômega-3 quando fizer compras. Os ovos enriquecidos com ômega-3, por exemplo, contêm de oito a dez vezes mais esses ácidos graxos que os ovos comuns.

As seguintes receitas a ajudarão a obter a sua cota de ômega-3 dos peixes:

Sanduíche Aberto de Sardinha (página 120)
Salmão au Poivre (página 132)
Salmão ao Molho de Iogurte e Frutas Cítricas (página 134)

Orecchiette de Brócolis e Anchovas (página 136)
Quiche de Salmão e Espinafre (página 160)

ÁCIDO FÓLICO

O ácido fólico, ou vitamina B9, ajuda na formação de hemoglobina nas células vermelhas e no desenvolvimento de células novas. É a única vitamina na qual as dietas das mulheres dos países ocidentais são regularmente deficientes. As melhores fontes de ácido fólico são as hortaliças, o repolho, o suco de laranja e o feijão. Contudo, não é fácil ingerir sua dose diária de 400 microgramas de ácido fólico apenas com a dieta. Dessa forma, recomenda-se que todas as mulheres na idade de engravidar tomem um suplemento diário. O ácido fólico é vital para o desenvolvimento do sistema nervoso do bebê, e, portanto, crucial na prevenção de defeitos do tubo neural. Ele também garante a manutenção do desenvolvimento normal do bebê. Como mães que estão amamentando não possuem muito ácido fólico armazenado em seu organismo – a maior parte do ácido fólico é eliminada junto com a urina – elas devem tomar um suplemento diário de 400 microgramas. Caso seja difícil encontrar essa dose específica, talvez você precise obter a sua dose de um multivitamínico. Converse sobre isso com seu médico.

VITAMINA D

A vitamina D é necessária para a absorção de cálcio nos ossos. As fontes alimentícias incluem os peixes gordurosos, a gema do ovo, o leite enriquecido e o iogurte. (Infelizmente, o queijo e o sorvete não são enriquecidos com vitamina D.) A vitamina D também é naturalmente produzida em nosso corpo pela exposição ao sol. O leite materno não contém muita vitamina D. Assim, o Health Canada, em concordância com os nutricionistas do Canadá e da Sociedade Canadense de Pediatria, recomenda que todos os bebês que estejam mamando tomem um suplemento diário de vitamina D, do nascimento até um ano de idade, ou recebam a quantidade adequada de vitamina D de outras fontes. A vitamina D também é muito importante para a saúde da mãe. Recomenda-se às mães que obtenham a sua quantidade diária a partir de fontes alimentícias.

TOMAR OU NÃO TOMAR SUPLEMENTOS

Contanto que esteja se alimentando com uma dieta saudável e nutritiva, você provavelmente não precisa tomar nenhum suplemento – exceto as 400 microgramas de ácido fólico por dia. Entretanto, é melhor discutir as suas necessidades e circunstâncias específicas com o seu médico.

Sinta-se à vontade para terminar de tomar quaisquer vitaminas do pré-natal depois que o seu bebê tiver nascido, mas antes disso saiba que a maioria das vitaminas tomadas no pré-natal possui mais ferro do que as futuras mães precisam, e tomar ferro em excesso pode ser prejudicial.

Além de ingerir esses alimentos básicos de uma dieta saudável para a amamentação, certifique-se de beber bastante líquido ao longo do dia. A maioria das mães percebe que sente muito mais sede quando começa a amamentar. Uma forma simples de manter a sua sede saciada é beber um copo de água cada vez que você amamentar.

3

COMA, BEBA, MAS TENHA CERTOS CUIDADOS

A partir do momento em que sua gravidez torna-se de conhecimento público, você passa a ser bombardeada por conselhos. Todos, desde sua mãe até completos estranhos, têm uma opinião sobre tudo: de fraldas, passando por esquemas para um bom sono, ao que você deve comer e evitar durante a gravidez e enquanto estiver amamentando. Mais do que simplesmente sufocantes, esses conselhos não solicitados – não importa quão boas sejam as intenções – podem deixá-la confusa e receosa de estar prejudicando o seu bebê de forma irreparável. Será que você pode se permitir satisfazer alguns de seus vícios ou beber uma taça de vinho agora que está amamentando? Você deve evitar a cafeína completamente, incluindo (Deus, por favor, não!) o chocolate? Alimentos apimentados farão seu bebê ter cólicas? O seu leite tem toxinas? Se você comer amendoim seu bebê desenvolverá alergia a ele? Depois de munir-se de todas as informações sobre grãos e gorduras essenciais, você precisa saber as respostas para essas e outras importantes questões.

ÁLCOOL

Basicamente, quase tudo o que entra no seu organismo vai para o seu leite. O álcool aparece no leite materno na mesma concentração que aparece na sua circulação sanguínea, e um consumo descontrolado de álcool pode atrapalhar o seu suprimento de leite, prejudicar o seu bebê e a maternidade de forma geral. O consumo de uma oportuna e ocasional taça de vinho ou de cerveja não é proibido, e pode ajudar uma mãe de "primeira viagem" a relaxar um pouco.

Depois de nove meses abrigando o meu bebê, eu esperava celebrar o nascimento da minha primeira filha com uma taça de champanhe. Os planos para essa celebração tiveram que ser postos de lado quando Madeleine recusou-se a mamar. O problema era o meu leite ou a falta dele? Será que era por causa da minha inexperiência? Será que havia um misterioso desalinhamento entre a boca dela e os meus mamilos? Depois de três dias em que a hora da refeição acabava com nós duas chorando, meu pai apareceu no hospital com uma cerveja Guinness. Ele havia discutido o problema com uma enfermeira que conhecia – o que, para um homem da sua geração, mostra quão preocupado ele estava – e ela sugerira que eu tentasse beber um pouco de Guinness, um antigo remédio para mães que estão amamentando. Eu nunca havia imaginado que a primeira vez em que eu beberia álcool em meses seria uma lata sem graça de Guinness engolida sob os olhos vigilantes do meu pai – e longe dos olhos vigilantes das enfermeiras. Um tipo de calma tomou conta de mim, e eu me senti mais relaxada em relação à situação. Apesar de eu não aconselhar o álcool como auxílio à amamentação, a ansiedade em relação a amamentar pode tornar todo o processo mais tenso e até afetar o suprimento de leite.

Beber álcool enquanto se está amamentando é, essencialmente, apenas uma questão de saber o momento certo. De forma geral, adiar a próxima mamada por duas horas depois de um drinque minimiza a exposição do bebê ao álcool – duas horas é o intervalo mínimo de tempo para a eliminação do álcool do seu organismo. Se você tomar um drinque – o equivalente a uma cerveja, uma taça pequena de vinho ou cerca de 30 ml de bebida destilada – logo depois de amamentar, a não ser que o seu bebê seja um verdadeiro comilão, até a próxima mamada ele terá sido eliminado do seu organismo.

Se quiser planejar uma extração de leite, você pode "bombeá-lo e descarregá-lo", assim o seu suprimento não será afetado como seria se você pulasse inteiramente uma mamada, além do que o seu bebê terá um pouco de leite materno pré-extraído, ou seja, uma alternativa. É claro que poucas conseguem resistir por muito tempo depois de nove meses de abstinência, então, extrair o leite pode realmente possibilitar um ou dois drinques.

CAFEÍNA

Quando você está amamentando, e há dias dorme menos de duas horas por noite, evitar qualquer quantidade de cafeína é uma punição cruel e extrema, ou é o melhor para o seu bebê? A realidade é que muita cafeína no seu leite pode causar irritabilidade no seu bebê e atrapalhar o sono dele, e quem quer isso? O Health Canada atualmente aconselha mulheres que estão amamentando a não ingerirem mais de 300 mg de cafeína por dia. A boa notícia é que isso equivale a aproximadamente duas ou três xícaras de café, dependendo de como ele seja preparado, e seis copos de chá – o que deve ser o bastante para ajudá-la a manter-se acordada. Você também pode saborear quantidades moderadas de chocolate sem medo de prejudicar o seu bebê.

CIGARROS

Embora possa ter conseguido parar de fumar enquanto estava grávida, é possível que você esteja impaciente para recomeçar agora que o seu bebê nasceu. Porém, essa não é uma boa ideia por uma série de razões – entre as quais que sua saúde não fica por último.

Em primeiro lugar, quando você fuma, a nicotina e as outras substâncias presentes no cigarro acabam indo para o seu leite. Fumar dez ou mais cigarros por dia pode causar irritabilidade, diarreia, vômitos e levar o seu bebê a ganhar menos peso do que deveria. Além disso, você pode ter problemas com a produção de leite. Finalmente, fumar perto do seu bebê aumentará o risco de desenvolvimento da síndrome da morte súbita infantil, sem mencionar asma e outras doenças respiratórias, bem como câncer de pulmão.

Se você não consegue viver sem um cigarro ocasional, fume logo depois de amamentar e tente reduzir a quantidade de nicotina e outras substâncias químicas que você passa para o bebê. Não fume perto dele, e qualquer pessoa que fume não deve fazê-lo perto de você nem do bebê.

ISSO É TÓXICO

À medida que nos tornamos mais cientes do dano ambiental causado pelas substâncias tóxicas, também passamos a conhecer os danos que as mesmas toxinas causam em nós. As toxinas podem matar ou danificar as células nervosas e cerebrais, e algumas prejudicam o funcionamento do sistema endócrino, interferindo na atividade hormonal normal.

Os resíduos químicos se acumulam na gordura do seu corpo, que é, por sua vez, utilizada para a produção do leite materno. Consequentemente, o leite materno transmite algumas substâncias químicas e toxinas para o seu bebê. Não entre em pânico e não interprete isso como um alerta sobre a toxicidade do leite materno, pois esse não é o caso. Devido ao fato de que o leite materno contém substâncias que ajudam as crianças a desenvolverem um sistema imunológico mais forte, e protegem contra poluentes ambientais e patógenos, ele é a melhor opção para ajudar a reduzir o dano causado pela exposição a essas substâncias.

As substâncias químicas predominantes no leite materno são denominadas poluentes orgânicos prevalentes (POPs). Trata-se de substâncias químicas industrializadas, como o DDT e outros pesticidas, as bifenilas policloradas (PCBs), as dioxinas e os éteres de bifenilas polibromadas (PBDEs). Diferentemente de toxinas como o chumbo, os POPs se acumulam em nosso tecido gorduroso.

O leite em pó não é uma alternativa livre de toxinas. O leite de vaca em pó pode conter chumbo e alumínio provenientes do processamento do leite, assim como o bisfenol A (BPA) – laca usada na pintura de recipientes de metal, tais como enlatados, que atrapalha o funcionamento do sistema endócrino. Também contém ftalatos, substâncias químicas orgânicas usadas como plastificantes e que também podem interferir no funcionamento do sistema endócrino.

Embora sejam necessários muitos anos para reduzir os efeitos dos tóxicos no seu organismo, aí vão algumas dicas para ajudá-la a reduzir a exposição durante a gravidez e o período de amamentação:

- Evite a fumaça de gasolina e da lavagem a seco. Se você lava suas roupas a seco, remova-as dos sacos plásticos assim que possível e exponha-as ao ar livre.
- Evite o cheiro de tinta, de removedores de esmalte para as unhas, de cola e de removedores de tinta e verniz para móveis. Evite instalar novos carpetes ou móveis de madeira sintética, visto que eles também emitem gases potencialmente perigosos. Se for impossível evitar isso completamente, certifique-se de manter sua casa bem ventilada.

- Remova toda a tinta à base de chumbo da sua casa antes de engravidar. Se já está grávida, amamentando, ou tem um filho muito pequeno, contrate um empreiteiro especializado no trabalho com chumbo para remover a tinta atual e aplicar outra pintura. Evacue sua casa completamente até o processo ser concluído.
- Evite tratamentos com pesticidas, tais como os utilizados contra carunchos e parasitas.
- Não coma peixes que possuam alto teor de mercúrio, tais como tubarão, peixe-espada e peixe-batata (vide páginas 39 e 40).
- De forma geral, escolha seus alimentos da base para o topo da cadeia alimentar, o que significa comer mais vegetais e grãos e menos carne.

TUDO ORGÂNICO, SEMPRE?

Os fetos, os bebês e as crianças são mais vulneráveis aos pesticidas e substâncias químicas presentes na alimentação – e, por conseguinte, no leite materno. Isso quer dizer que uma mãe que está grávida ou alimentando deve comer apenas comida orgânica? Exceto pelo preço algumas vezes um tanto exorbitante da comida orgânica e pelo fato de que ela nem sempre está amplamente disponível, nem todos os tipos de alimentos orgânicos são da mesma natureza. Nas páginas seguintes discutiremos que alimentos orgânicos são realmente bons e quais não valem necessariamente o seu preço e o porquê.

Cereais

O trigo e a aveia têm mais probabilidade de estarem contaminados com resíduos de pesticidas que a cevada e o arroz. Portanto, se puder, na hora de comprar produtos de trigo e aveia – a exemplo da farinha de trigo, da massa e do pão –

dê preferência aos orgânicos. Se conseguir encontrar arroz orgânico por um bom preço, comprá-lo também será um ótimo investimento. Cereais orgânicos para adultos também são uma boa escolha; por outro lado, os cereais orgânicos para crianças geralmente não são enriquecidos com vitaminas e minerais como os cereais convencionais, então leia as informações nutricionais do produto cuidadosamente.

Vegetais e Frutas

O Grupo de Trabalho Ambiental, um grupo ambiental vigilante dos Estados Unidos, identificou 12 vegetais e frutas com maior probabilidade de contaminação por resíduos de pesticidas e herbicidas (em ordem alfabética): aipo, alface, batata, cereja, espinafre, maçã, morango, nectarina, pera, pêssego, pimentão e uva (importada). Por outro lado, logo adiante estão os 12 que possuem menos probabilidade de estarem contaminados: abacaxi, abacate, aspargo, banana, brócolis, cebola, ervilha, kiwi, mamão, manga, milho e repolho.* Se as frutas e vegetais orgânicos não cabem no seu orçamento ou são difíceis de encontrar, os vegetais e frutas comuns continuam sendo parte importante de qualquer dieta. Você pode reduzir a quantidade de resíduos nas frutas e vegetais lavando-os e descascando-os bem, embora ao descascá-los parte das fibras e dos nutrientes sejam eliminados.

Laticínios

Um estudo feito no Reino Unido mostrou que o leite orgânico contém mais ácidos graxos ômega-3 que o leite comum, e uma quantidade consideravelmente maior de vitamina E e betacaroteno – o que é provavelmente resultado de diferenças

---

* Desde o ano de 2001, o Programa de Análise de Resíduos de Agrotóxicos (PARA), do Ministério da Agricultura do Brasil, vem analisando 9 produtos em 4 estados: alface, banana, batata, cenoura, laranja, maçã, morango e tomate. Os que apresentam maior índice de contaminação por agrotóxicos são o morango, o tomate, a maçã e o mamão. Com baixo ou nenhum teor de contaminação, a cenoura, a laranja, a batata e a banana. (N. da C.)

na alimentação entre a produção orgânica e a produção convencional. Se você puder comprá-lo, o leite orgânico é uma opção excelente para mães que estão amamentando, para os seus bebês e para os seus filhos quando eles começarem a beber leite de vaca.

Proteínas

É muito mais oneroso para os fazendeiros criar gado e aves para a produção de carne orgânica, e esse custo é passado para o consumidor; entretanto, se você puder comprar carne orgânica, o custo vale a pena. Além de os animais serem criados com uma alimentação livre de substâncias químicas – não lhes sendo administrados hormônios para o crescimento, antibióticos, nem alimentos de origem animal – as carnes orgânicas são mais ricas em ômega-3 e possuem menos gordura, enquanto os ovos orgânicos também contêm mais ômega-3 e betacaroteno. Se você não puder comprar carne bovina e avícola orgânica, a carne natural de animais criados sem hormônios ou antibióticos é uma alternativa.

ENFRENTANDO A AMOLAÇÃO

As mães ouvem frequentemente que o leite terá efeitos sobre os bebês se elas comerem alho ou pratos apimentados, mas todos os especialistas concordam que nenhum alimento deve ser banido da dieta de uma mãe que está amamentando. Apesar de ser normal o bebê passar por períodos de irritabilidade durante os primeiros três meses, alguns bebês têm cólicas ou gases quando as mães ingerem certos alimentos. Uma mãe que se vê com um bebê com cólicas ou irritação está disposta a tentar qualquer coisa para aliviar o desconforto do pequenino. Embora você possa pensar que os alimentos que provocam gases – como feijão, cebola e brócolis – sejam os culpados, pesquisas recentes mostram que os alimentos que mais afetam o seu bebê são os laticínios, ovos, trigo e as frutas secas – coincidentemente os alimentos aos quais é mais comum os bebês desenvolverem alergias. Se você perceber que o seu bebê fica irritado no intervalo de duas a quatro horas depois que você ingere um determinado alimento, tente cortá-lo da sua dieta por pelo menos uma semana para limpar o seu organismo e o do bebê. Depois, reintroduza o alimento e veja se tem o mesmo efeito. Não tente eliminar o trigo, os laticínios, os ovos e as frutas secas de uma só vez; é muito difícil organizar uma dieta saudável, bem balanceada, com todas essas restrições. Antes de cortar um grupo de alimentos importante, certifique-se de consultar o seu médico ou um nutricionista registrado.

ALERGIAS

Se há alérgicos a alimentos na sua família, a melhor forma de evitar que o seu bebê desenvolva uma alergia é alimentá-lo exclusivamente pela amamentação durante pelo menos os seis primeiros meses. Bebês amamentados não são expostos à mesma quantidade de alérgenos que os bebês que bebem leite em pó, o que reduz o risco de desenvolvimento de alergias. O colostro – leite produzido no início da amamentação – é especialmente rico em anticorpos e reveste o intestino do bebê para protegê-lo contra alérgenos em potencial. Depois de seis meses, o sistema imunológico do bebê está funcional, embora ainda seja imaturo, e é capaz de produzir os anticorpos necessários para a defesa contra alérgenos.

Se alguém na sua família sofre de alguma alergia grave, talvez seja bom evitar os alimentos aos quais as crianças costumam ser alérgicas – tais como frutas secas, leite e ovos – enquanto estiver amamentando. Estudos mostraram que isso pode ajudar a prevenir ou adiar o desenvolvimento de alergias pelo seu filho.

> **História de uma Mãe**
>
> Minha filha Odessa nasceu pouco antes do Natal – uma época de comidas maravilhosas e sabores divinos. Eu preparei uma bela tábua de queijos para os visitantes da casa, sentei e comecei a beliscar um queijo azul fabuloso que não conseguia parar de comer. O sabor deve ter ido para o meu leite, pois a pobre Odessa mal podia suportar bebê-lo. A pobrezinha estava com tanta fome que mamou, mas eu ainda posso lembrar do choro sentido a cada gole.
> — *Emma, mãe de dois filhos.*

Se você suspeitar de que o seu bebê desenvolveu alguma alergia, seja porque há alérgicos na sua família ou porque ele apresenta alguma irritação cutânea, diarreia, vômitos ou um sono inquieto, é importante ser cuidadosa na introdução de alimentos sólidos. O seu médico ou um nutricionista registrado poderá dar-lhe alguma orientação, e há muitos sites e livros com informações específicas sobre alergias e crianças.

2

Guia de sobrevivência para uma alimentação saudável

4

ABASTECENDO: PREPARANDO A SUA COZINHA PARA A CHEGADA DO BEBÊ

Durante a minha primeira gravidez, fui relativamente realista sobre como seriam as primeiras semanas da maternidade. Eu sabia que o número de horas passadas contando os dedinhos do meu bebê e me maravilhando com as suas pequeninas unhas seria muito menor que o de horas passadas andando com ela no colo para tentar acalmar seu choro. Contudo, eu não havia compreendido realmente o que a expressão "privação de sono" – e por que ela havia sido usada como forma de tortura por regimes ditatoriais – significava até ela nascer. Eu estava constantemente com fome, mas me sentia exausta demais para fazer qualquer coisa além de abrir uma lata de sardinhas e enfiá-las na boca com um garfo em pé perto da bancada da cozinha. Se alguém tivesse sugerido que eu planejasse uma semana de refeições, fizesse uma longa lista de alimentos, fosse às compras e passasse a tarde cozinhando, teria me levado a lágrimas histéricas.

No curso pré-natal de fim de semana que eu e meu marido fizemos, a parteira que dava as aulas nos aconselhou a abastecer nossa geladeira com refeições antes do nascimento do bebê, mas eu estava muito ocupada com filmes de partos e discussões sobre episiotomia para prestar muita atenção. Além disso, o último trimestre da minha gravidez deu-se durante os abafados meses de verão, quando ficar numa cozinha quente não era muito atrativo para os meus joelhos inchados. Eu consegui congelar algumas entradas, mas depois que Madeleine nasceu meu marido e eu não tínhamos outra opção senão depender da gentileza da família, dos amigos e de restaurantes – o que não é a alternativa mais saudável, nem mais econômica. Embora você deva encarar muitos conselhos que recebe antes de seu bebê nascer com certa reserva, pare e escute qualquer um que sugira que você canalize os seus instintos maternos para o abastecimento da sua geladeira, despensa e freezer antes do seu raio de sol chegar.

Como todos os livros sobre bebês que incluem listas úteis de todos os "equipamentos" dos quais você precisará para cuidar bem do seu bebê, neste capítulo veremos listas do que estocar na cozinha para cuidar bem de si mesma. Confie em mim: ter um amplo suprimento de comida à mão salvará a sua vida enquanto você estiver atravessando tropegamente as primeiras semanas da maternidade, com fome, e ainda sem poder sair de casa por causa do vazamento de leite e das cólicas do bebê.

AS COISAS CERTAS

Agora que suas necessidades mudarão um pouco, é hora de fazer um levantamento dos equipamentos da sua cozinha e avaliar se precisa comprar alguma coisa. Ter as ferramentas certas simplifica significativamente as tarefas de preparar, cozinhar e armazenar alimentos. Se você anteriormente não tinha o hábito de estocar grandes suprimentos de comida, talvez queira investir em um freezer. Embora o congelador da geladeira possa acomodar um número considerável de refeições se o organizarmos bem, um freezer acomodará muito mais, além do que reduzirá a sua preguiça de organizar os recipientes. Talvez também seja interessante pensar em comprar um armário independente caso você não tenha muito espaço no armário da sua cozinha. Como alternativa, você também pode usar um closet ou uma prateleira em outra área da sua casa, como o porão, para armazenar latas adicionais de comida e suprimentos. Comprar no atacado e armazenar não apenas significa viagens menos frequentes e mais curtas ao supermercado como também poder economizar o seu dinheiro. Aqui está uma lista de equipamentos básicos necessários para preparar e congelar as receitas deste livro, bem como a maioria de suas receitas favoritas.

Uma faca para legumes de 7,5 cm a 10 cm
Uma faca do chef de 25,5 cm
Uma faca trinchante de 25,5 cm
Uma faca serrilhada de 20,5 cm
2 tábuas de cortar: uma para vegetais e frutas; outra para carnes vermelhas e carnes brancas
Conjunto de 3 tigelas de tamanhos graduados para misturas
Frigideira antiaderente de 25,5 cm
Frigideira de 25,5 cm refratária com fundo grosso
Caçarola com capacidade para meio litro com tampa
Caçarola com capacidade para 1 litro com tampa
Sopeira com capacidade para 3,5 litros-5,5 litros com tampa
Pirex grande com tampa
Pirex pequeno com tampa
1-2 formas de muffin com capacidade para 12 xícaras
1 forma de bolo de 23 cm X 33 cm
1-2 formas de pão de 5 cm X 12,5 cm

1-2 assadeiras
Liquidificador e/ou triturador
Abridor de garrafas
Abridor de latas
Espremedor de laranja
Escorredor de macarrão
Saca-rolhas
Batedeira
Funil
Espremedor de alho
Ralador
Termômetro para carne
Quebra-nozes
Amassador de batatas
Rolo de macarrão
Espátula de borracha
Conjunto de colheres de medida
Conjunto de copos medidores para ingredientes secos
Copo medidor de vidro com capacidade para 2 xícaras para ingredientes líquidos
Peneira
Escumadeira
Concha para sopa

Espátulas, 1-2
Coador, grande
Coador, pequeno
Pinças
Descascador de vegetais
Batedor de ovos
Colheres de madeira
Descascador de frutas

Recipientes de plástico de todos os tamanhos com tampas que vedem bem para o armazenamento no freezer/congelador
Sacos plásticos para congelamento
Papel-alumínio
Filme de PVC transparente

O FREEZER

Comida congelada não se mantém para sempre, então não comece a estocar o seu freezer pós-parto até que faltem um ou dois meses para o nascimento. Logo abaixo está uma tabela de referência útil para o tempo que os alimentos durarão no seu freezer:

Tipo de Alimento	Prazo de validade no freezer
Carne, ensopados, ovos ou vegetais cozidos	2-3 meses
Carne branca cozida	4-6 meses
Sopas	4 meses
Molho e caldo de carne	2-3 meses

Há duas formas de encher seu freezer com refeições para depois do nascimento do bebê. Uma delas é dedicar um ou outro fim de semana para cozinhar. A outra, que provavelmente parecerá menos cansativa – poupando os seus pés e joelhos inchados –, é dobrar as refeições que você preparar durante as semanas antecedentes à data do nascimento e colocar as porções adicionais no freezer. Embora tome um pouco mais de tempo cortar mais vegetais e cozinhar em fogo baixo quantidades maiores de sopas e caldos, essa opção ainda será um pouco mais rápida que preparar a mesma receita em duas ou três noites diferentes. O método do aumento da quantidade requer a identificação de quais as receitas que podem ser dobradas com facilidade e que congelam bem. Segue-se uma lista de receitas de entradas presentes no livro que se dão bem com o freezer:

> Fritada de Aspargos ou Brócolis (página 138)
> Fritada de Presunto, Queijo e Cogumelos (página 140)
> Frango com Grão-de-Bico (página 150)
> Macarrão Integral com Queijo (página 152)
> Quiche de Salmão e Espinafre (página 160)
> Molho para Espaguete do Andrew (página 162)
> Sopa de Batata Doce com Alho e Gengibre (164)
> Sopa de Lentilha (página 166)
> Ensopado de Carne (página 168)

Se você optar pelo método de passar um fim de semana na cozinha, aqui vai um plano de ação:

UM FIM DE SEMANA NA COZINHA
Primeiro Dia
- Escolha as receitas que gostaria de preparar. Além de poderem ser congeladas, elas também devem variar no tipo e sabor para que você não acabe com um freezer cheio de variações de molho para espaguete. Escolha três ou quatro pratos diferentes e certifique-se de que eles não requeiram o mesmo método de preparo – você poderia ficar sem espaço no forno ou sem nenhuma boca do fogão disponível.
- Certifique-se de ter todos os equipamentos necessários para preparar as receitas, assim como os recipientes para o armazenamento no freezer.

- Faça a sua lista de compras, organizando-a em categorias de acordo com a forma com que o supermercado que você frequenta é organizado; por exemplo, produtos frescos, delicatéssen, pães, produtos enlatados, laticínios, congelados, e assim por diante.
- Vá às compras.
- Comece a se preparar: lave os vegetais e corte-os juntamente com a carne e/ou frango para cozinhá-los no dia seguinte.

Segundo Dia
- Coloque a sua música favorita e pegue todos os ingredientes de que precisará. Certifique-se de deixar o lava-louças vazio para que possa enchê-lo novamente enquanto trabalha.
- Comece a cozinhar a receita que tomar mais tempo, para depois passar para a segunda receita mais demorada, e finalmente chegar à receita que requeira menos tempo.
- Economize tempo combinando as mesmas etapas em receitas diferentes. Se estiver fritando cebolas para um prato, frite o bastante para todos os pratos que estiver fazendo nesse dia. Da mesma forma, refogue toda a carne moída que usará.
- Lembre-se de que o seu prato cozinhará mais quando for reaquecido, portanto, desligue o fogão ou o forno alguns minutos antes da hora certa.
- Vá lavando a louça aos poucos para tornar a limpeza mais fácil e não acabar com uma pilha enorme, balançando, de pratos sujos. (Ou, melhor ainda, use o cônjuge ou um "subchefe" para lavá-los.)

DIVIDINDO AS PORÇÕES

É importante resfriar a comida o mais rápido possível para evitar a proliferação de bactérias. Não coloque comida quente na geladeira ou freezer; em vez disso, divida-a em quantidades menores em recipientes rasos e deixe-a esfriar em temperatura ambiente por duas horas. Depois, congele-a imediatamente, por razões de segurança e porque a comida congelada enquanto está fresca tem um sabor melhor. Os alimentos se expandem quando são congelados, portanto, deixe os recipientes com meia polegada livre. Vede-os bem e use uma caneta permanente para identificá-los, escrever instruções de reaquecimento e a data. Ou, melhor ainda: use as tabelas das páginas 60 e 65 para calcular a sua data de validade e registre-a no recipiente para não ter que fazer o cálculo quando estiver correndo para descongelar algo para o jantar. Coloque cada recipiente em uma gaveta do freezer para que eles congelem mais rápido. Depois que estiverem congelados, você pode empilhá-los para economizar espaço. O seu freezer deve estar regulado em -18 ºC.

Ficando Sem Pirex?

Você pode ficar tentada a colocar o pirex com a lasanha assada dentro do freezer, mas e se você precisar dele para outro alimento congelável? Experimente este truque: cubra o pirex com papel-alumínio antes de enchê-lo. Congele o pirex pronto, e depois simplesmente retire o alimento do pirex e coloque-o em um saco para congelar. Quando precisar reaquecê-lo, retire o alimento do freezer e depois simplesmente "descasque" o papel-alumínio e coloque o bloco congelado de comida de volta na forma para descongelá-lo na geladeira.

Se você for realmente organizada, mantenha uma lista no seu computador ou fixada na porta do freezer com o estoque. Mantendo-a atualizada você evitará acabar com nada além de cinco pratos de macarrão com queijo ou descobrir um amontoado de alimentos estragados enterrado sob uma camada de gelo.

O BÁSICO SOBRE FREEZERS

Além das refeições caseiras, é uma boa ideia manter um suprimento de ingredientes básicos variados no seu freezer para não ser pega de surpresa. Com a lista a seguir de alimentos congelados à mão você sempre poderá preparar um almoço ou jantar rápido.

- Pão (incluindo pão de forma integral, pão árabe, tortilhas, bagels e bolinhos ingleses)
- Galinha (os peitos desossados e sem pele são os que oferecem mais possibilidades)
- Filés de frango
- Frutas (incluindo polpas e pêssegos fatiados para acrescentar à aveia, às vitaminas e aos muffins)
- Sucos concentrados de frutas
- Carne moída, peru ou frango
- Sorvete
- Leite
- Bacon sem nitrato
- Massa de torta
- Pães de pizza
- Linguiças
- Camarão (pré-cozido)
- Camarão (cru, sem casca e limpo)
- Ingredientes em camadas e fatiados
- Vegetais (incluindo espinafre, soja, milho, ervilhas e vegetais variados)
- Hambúrgueres vegetarianos, de carne ou frango
- Farelo de trigo
- Gérmen de trigo

Embora os alimentos congelados possam ser armazenados por tempo indeterminado, eles têm um sabor melhor – e é mais seguro consumi-los – dentro dos seguintes períodos:

Tipo de Alimento	Prazo de Validade no Freezer
Bacon	1 mês
Bagels	2 meses
Carne vermelha assada ou em bifes	4 meses
Pão	3 meses
Frango e peru, pedaços	6 meses
Frango e peru, inteiros	1 ano
Peixes gordurosos (salmão, atum etc.)	2 meses
Frutas	4-6 meses
Sucos concentrados de frutas	6-12 meses
Carne moída	2-3 meses
Costeletas de carneiro e carneiro assado	8-12 meses
Presunto e pernil de porco magros	1-2 meses
Peixe magro (bacalhau, linguado etc.)	6 meses
Leite	3 meses
Costeletas de porco ou porco assado	8-12 meses
Linguiças	1-2 meses
Vieiras, camarão	1-4 meses
Frutos do mar (moluscos, caranguejo, lagosta)	2-4 meses
Tortilhas e pão árabe	4 meses
Costeletas de vitela e vitela assada	2-4 meses
Vegetais	8-12 meses
Iogurte	1-2 meses

A DESPENSA

As últimas semanas antecedentes ao parto constituem uma boa hora para começar a pensar em abastecer a sua despensa pós-parto. Você sabe que precisará de itens tais como massas e caldo de galinha, então, por que não comprar quantidades maiores agora que tem tempo para comprá-las e guardá-las? Quando for às compras, não esqueça de suprimentos domésticos básicos, como papel higiênico, papel-toalha, sabão em pó e detergente. A lista seguinte inclui todos os ingredientes que não precisam de refrigeração necessários para fazer todas as receitas deste livro. Se você possui alguma receita auxiliar rápida e simples que planeja usar quando o bebê chegar, acrescente os ingredientes de que precisará à lista, assim como quaisquer itens que costume usar regularmente.

Ingredientes Básicos Não Perecíveis

Óleos de cozinha
Azeite de oliva
Óleo de canola
Óleo de gergelim
Óleo de linhaça

Enlatados
Alcachofras
Anchovas
Atum light
Azeitonas
Caldo de galinha (com baixo teor de sódio)
Feijão-branco
Feijão-preto
Feijão-fradinho
Grãos-de-bico
Sardinhas
Tomates (extrato ou em cubos)
Vagem

Molhos e Condimentos
Caldo de carne com baixo teor de sódio (carne vermelha, frango ou vegetais)
Manteiga de amendoim, castanha de caju ou amêndoas
Molho de soja
Molho de tomate
Molho para massa alla marinara
Molho pesto
Mostarda
Molho verde
Tahine
Vinagre
Vinagre balsâmico
Vinagre branco

Grãos e Massas
Arroz integral
Cevada
Conchiglitte
Espaguete
Lentilhas secas
Macarrão corneti integral
Macarrão orecchiette, penne ou parafuso

Ingredientes para assados
Açúcar branco granulado

Açúcar mascavo
Aveia de cozimento rápido
Aveia em flocos
Bicarbonato de sódio
Cereal All Bran™
Farinha
Farinha de milho
Fermento em pó
Glucose de milho
Maisena
Maple syrup (xarope da seiva do bordo)
Mel
Melado

Temperos
Canela
Cominho
Folhas de louro
Gengibre (moído)
Manjericão (seco)
Noz-moscada
Orégano (seco)
Páprica
Pimenta-de-caiena
Pimenta-do-reino em grãos
Sal
Sálvia (seca)
Tomilho (seco)

Bebidas alcoólicas
Vinho tinto
Xerez seco

TRANSFORME OS LANCHES EM REFEIÇÕES

Quando seu bebê chegar, você estará tão ocupada em alimentá-lo que talvez ache que não tem tempo para se alimentar. Além de comer refeições regulares, comer lanches ao longo do dia é uma boa forma de manter a energia – em alguns dias a única forma que encontrará para comer o bastante será com lanches.

Abasteça a sua despensa e a geladeira com alimentos que serão lanches saudáveis, ricos em nutrientes, que requeiram pouco ou nenhum preparo e que possam ser comidos com uma mão. A maioria dos lanches prontos é cheia de açúcar e/ou gorduras trans, e a energia que se obtém dessas calorias é curta, levando-nos a querer mais.

As informações nutricionais mostram o que você está ingerindo a cada porção em termos de calorias e nutrientes. As informações "por porção" são fundamentais, já que você ficará surpresa ao descobrir que uma porção de batatas chips possui

> **Precisando Abastecer o Freezer por causa do Bebê**
>
> Se alguém se oferecer para dar um chá-de-bebê para você e perguntar que presentes gostaria de ganhar, por que não sugerir alimentos? Tudo bem, eles não são tão fofinhos quanto botinhas de bebê, mas não há razão para que os convidados não possam trazer alguns também. Os anfitriões podem pedir a cada convidado que traga uma entrada congelável rotulada com instruções de cozimento – uma cópia da receita também seria um bom anexo.

apenas 120 calorias – mas o fabricante de batatas chips conta uma porção como sendo dez batatas. Você já conseguiu comer apenas dez? Ou talvez esteja escrito na embalagem "baixo teor de gordura", mas não "*toneladas* de açúcar".

Tente ficar longe de alimentos que contêm conservantes, sabores artificiais, corantes e gorduras hidrogenadas e trans. No Canadá, os fabricantes agora são obrigados a listar as gorduras trans no pacote. O governo e a indústria também estão colaborando para a redução dos níveis de gorduras trans nos alimentos. Felizmente, os fabricantes perceberam que os consumidores estão se tornando cada vez mais exigentes e conscientes sobre o que compram, e hoje existem versões "sem gorduras trans" de muitos alimentos industrializados. Procure essas versões; elas são melhores para você e seu bebê.

Além disso, não observe apenas o rótulo, *preste atenção* no que está comprando. Geralmente, quanto mais natural e menos processada for a comida que você ingere, melhor para você. Os *Cheezies** de cor laranja são altamente processados e praticamente não possuem nenhum nutriente – o equivalente na alimentação aos programas de entretenimento da televisão. Mas você já sabe disso. Os alimentos que mais enganam são

---
* Marca canadense de salgadinhos de queijo. (N. da T.)

aqueles que parecem saudáveis, mas não são. Se você checar as informações nutricionais do seu pão multigrãos poderá descobrir que ele é feito com 95% de farinha refinada e com apenas um pouco de farinha integral. E aquela bebida feita com "suco natural" que você compra realmente contém suco natural, mas este constitui apenas cerca de 10% do seu conteúdo. Há ainda os vários disfarces usados para o açúcar, tais como glicose, sacarose e glucose de milho. Prestar atenção nas informações nutricionais e compreender o que elas querem dizer é um passo importante para uma boa alimentação. Entretanto, você

História de uma Mãe

Depois que o meu primeiro bebê nasceu, eu logo fiquei íntima do carteiro, chamando-o pelo primeiro nome e atendendo-o como estava quando ele aparecia na hora da mamada, visto que ele tocava a nossa campainha quase que diariamente com uma entrega especial. Nós recebíamos visitantes constantemente, que traziam para ela presentes adoráveis, lindos *bodies* de bebê, bichinhos de pelúcia e mantas – o quarto dela estava transbordando. Então, certo dia, uma amiga que havia tido seu primeiro bebê logo depois de nós veio nos visitar e trouxe uma cesta enorme coberta de papel celofane de uma loja de luxo. Ela estava cheia de guloseimas para mim.
- Eu tentei comprar algumas coisas que você pudesse comer com uma mão só – ela explicou.
A cesta continha biscoitinhos com fibras em forma de polegares; milk-shakes prontos; homus com cenouras em miniatura; *trail mix**; e queijos com torradinhas. Eu me senti muito bem por alguém ter pensado só em mim; foi um dos melhores presentes que já recebi.

– *Annemarie, mãe de dois filhos.*

---

* Mistura de sabor agridoce composta por flocos de milho, castanhas, sementes oleaginosas e frutas desidratadas. (N. da T.)

> ### Chocolate Bom para o Coração
>
> O chocolate escuro com 70% de cacau é bom para você – em quantidades pequenas. Ele não apenas é uma fonte de polifenóis – o mesmo tipo de antioxidante encontrado no vinho tinto –, mas também contém flavonoides, que são benéficos para o coração.

também não tem que ser uma santa – algumas guloseimas escolhidas criteriosamente entre todos os alimentos saudáveis satisfarão a sua vontade. Uma barra pequena de chocolate escuro ou uma colher de sopa de sorvete pode ser exatamente o estímulo de que você precisa para atravessar um momento difícil. Afinal de contas, pesquisas têm demonstrado que quando se deseja comer alguma coisa e se come tudo o mais na tentativa de evitá-la, acaba-se possivelmente ingerindo mais calorias do que ao comer a guloseima desejada, sem ter matado a vontade. Assim, vá em frente e acrescente um pouco de chocolate escuro, ou o seu sorvete favorito, à lista seguinte de ingredientes para lanches saudáveis.

Ingredientes Básicos Não Perecíveis para Lanches

Tortilhas chips sem gordura trans
Molho em garrafa
Grãos-de-bico enlatados
Frutas enlatadas em suco ou água
Grãos enlatados, tais como feijão-fradinho e preto
Atum enlatado light
Sardinhas enlatadas
Frutas desidratadas, tais como damasco, amoras, tâmaras, figos e passas
Grãos de soja torrados e moídos
Manteiga de frutas secas tais como amendoim, castanha de caju e amêndoas
Bolachas integrais sem gorduras trans, tais como salgadinhos integrais ou de centeio
Purê de maçã sem açúcar
Cereal integral com baixo teor ou sem açúcar

Ingredientes Perecíveis para Lanches

Como esses alimentos não durarão muito tempo, compre apenas o que você comerá em uma semana.

Maçãs
Abacates
Bananas
Pimentões
Melão
Cenouras
Aipo
Queijo
Tomates-cereja ou uva
Queijo cottage
Cream cheese
Pepinos
Ovos
Pastas de baixa caloria
Leite de baixa caloria

Carnes de baixa caloria para sanduíche, tais como peru, presunto magro e rosbife
Frutas secas, tais como amêndoas, avelã e nozes
Laranjas
Mamão papaia
Sementes de abóbora
Leite de soja
Sementes de girassol
Pão integral
Bolinhos ingleses integrais
Pita integral
Tortilhas integrais
Iogurte

Aí vão algumas ideias para lanches saudáveis:
- Cereal integral com leite de baixa caloria ou de soja.
- Bolacha integral com queijo de baixa caloria ou manteiga de amendoim.
- Pastéis: Coloque uma tortilha integral em uma frigideira antiaderente em fogo médio. Salpique com queijo. Dobre a tortilha e esquente até ficar dourada e o queijo derreter. Coloque molho ou guacamole por cima.
- Homus (pasta de grão-de-bico) da Tina (veja a receita na página 118) com cenouras em miniatura, pepinos e pita integral.
- Guacamole (veja a receita na página 107) com rodelas de pimentões, tomates uva e tortilha chips.
- Um punhado de frutas desidratadas, frutas secas ou sementes.

- Purê de maçã sem açúcar, iogurte e canela.
- Um pedaço de fruta fresca.
- Talos de aipo recheados com manteiga de avelã (tipo *Nutella*), creme de amendoim ou queijo cottage.
- Maçã fatiada com manteiga de amendoim
- Atum enlatado light ou sardinhas com bolachas ou torradas
- Uma fatia de presunto magro e uma fatia de queijo suíço enroladas
- Uma fatia de rosbife magro e uma folha de alface enroladas
- Um punhado de grãos de soja torrados e moídos
- Soja cozida com um pouco de sal
- Um ovo cozido
- Queijo cottage de baixa caloria com alguma fruta enlatada
- Um copo de leite de baixa caloria
- Um sanduíche
- *Trail mix* caseiro: Misture 1 xícara de passas, 1 xícara de frutas secas, 1 xícara de damascos ou amoras desidratadas e ½ xícara de sementes de girassol em um saco plástico hermético grande.
- Frutas com pasta de iogurte e mel: Bata juntos uma xícara de iogurte sem sabor ou de baunilha, ¼ de xícara de mel e ½ colher de chá de canela.

As receitas seguintes também podem ser congeladas para depois servirem de lanches deliciosos e saudáveis:

Panquecas de Aveia (página 98)
Barras Energéticas da Eva (página 100)
Muffins de Limão e *Blueberry* (Mirtilo) (página 102)

Muffins de Cenoura e Passas (página 104)
Muffins de Frutas (página 106)
Muffins de *Blueberry* (Mirtilo) e Três Grãos (página 108)
Barras de Cenoura para o Café da Manhã (página 110)
Pão de Banana da Diane (página 112)

SEJA UM POUCO GOURMET

É improvável que você prepare muitas refeições requintadas nos primeiros dias de vida do seu bebê, mas por que não acrescentar um ocasional toque de gourmet aos seus lanches? Agradar a si mesma com algumas comidas das quais você sentiu falta quando estava grávida – como queijo azul e salmão defumado – a fará sentir-se mimada, mesmo quando estiver engolindo rapidamente o seu lanche entre uma tarefa e outra.

Azeitonas marinadas
Tapenade (patê de azeitonas, alcaparras, azeite e anchovas) com torradinhas
Tomates secos recheados com anchovas
Queijos como *brie* e azul
Pretzels integrais com mostarda picante
Salmão defumado, *cream cheese* e alcaparras no pão preto
Presunto de Parma e melão
Camarão cozido com molho à vinagrete

A sua despensa está cheia e o seu freezer está satisfatoriamente abastecido com entradas e muffins rotulados com informações claras. Toda essa preparação a ajudará a comer bem e lhe dará mais tempo para dormir, tomar banho e passar tempo com seu bebê nas semanas seguintes.

5

COMO COZINHAR E COMER QUANDO NÃO SE TEM TEMPO PARA FAZER NENHUMA DAS DUAS COISAS

Nada que você faça antes da chegada do seu bebê poderá realmente prepará-la para todos os altos e baixos dessa nova experiência de vida. Não importa quantas horas de sono tenha acumulado durante o último trimestre, você está fadada a correr na maratona do bebê; e não importa o quanto tenha tentado fortalecer os seus mamilos, é provável que você precise de alguns ajustes para o poder de sugação do seu bebezinho – que possivelmente será páreo para o último modelo de aspirador de pó! E, principalmente, não há nada que possa prepará-la para a montanha-russa de emoções na qual você embarcará como mãe de "primeira viagem". Numa hora, você se sentirá tomada de amor pelo seu filho, e logo em seguida estará chorando por não ter mais a cintura e a vida que tinha antes de o bebê nascer. Grupos de mães são uma ótima desculpa para sair de casa e falar dos seus medos, preocupações e dúvidas com outras mães. Compartilhar suas experiências também a ajudará a reconhecer que todas as suas emoções são perfeitamente naturais e sentidas pela maioria das outras mães. Perceber que você não é a única mãe cujo leite vazou num supermercado ou que desistiu das fraldas reutilizáveis e trocou-as pelas descartáveis por conveniência a ajudará a não se pressionar tanto.

Se você tinha uma vida e uma casa bem organizadas antes da chegada do bebê, é hora de reajustar suas expectativas e prioridades. Você simplesmente não conseguirá manter sua antiga rotina de limpeza, de culinária ou de cuidados pessoais. Será necessário reavaliar e ser realista sobre o que é possível fazer a cada dia, e reduzir a sua carga de trabalho e responsabilidades. É difícil, mas foi dessa forma que uma mãe que eu conheço resumiu:

– Eu simplesmente tive que reavaliar todos os meus padrões de vida e então tudo ficou ótimo e eu passei a não ficar mais tão estressada com a bagunça e a sujeira.

Aqui vão algumas sugestões sobre como você pode reavaliar os seus padrões e tornar a vida mais fácil:

- Organize a casa tendo como objetivos a conveniência e a funcionalidade, não a aparência. Por exemplo, separe uma ou duas áreas que você usará para amamentar e deixe um travesseiro, um cobertor, babadores, garrafas de água, lanches e qualquer coisa de que possa precisar quando estiver lá.
- Use pratos e copos de papel para reduzir o trabalho de limpeza.
- Tente guardar as coisas à medida que as utiliza para evitar a desordem.
- Mantenha listas constantes de itens que estejam faltando e de obrigações e serviços pendentes. Essas listas são outra coisa que você pode entregar ao seu marido quando ele chegar em casa ou a outro membro da família ou amigo que se ofereça para ajudar.
- Não tenha medo de aceitar ou pedir ajuda. Essa não

é a hora para querer ser durona e fingir que você tem tudo sob controle – a não ser que você realmente tenha, e, nesse caso, diga-nos como você faz! A família e os amigos geralmente estão mais do que dispostos a ajudar quando podem, seja realizando alguma tarefa ou cuidando do bebê por uma hora enquanto você sai.

- Em vez de lavar a roupa você mesma, mande-a para uma lavanderia.
- Contrate alguém para fazer uma faxina semanal na casa ou alguma tarefa da qual você não consiga dar conta.

Algumas sugestões acima podem parecer-lhe extravagantes, mas elas são apenas para um curto prazo, enquanto você se acostuma à nova rotina, e poderão fazer uma grande diferença para a sua qualidade de vida e paz interior. Afinal de contas, a sua prioridade agora é cuidar do seu bebê, descansar o máximo possível e ter uma dieta saudável.

> ### História de uma Mãe
>
> Certo dia, quando estava grávida, eu ia atravessando a rua quando um senhor gritou para mim: "Pratos de papel!". Eu achei que ele fosse louco – isto é, até o bebê chegar. No quinto dia nós já tínhamos cem pratos de papel no armário da cozinha e um grande saco de lixo preto ao canto. Quando minha amiga Anne engravidou do segundo filho, ela também decidiu seguir o conselho do velhinho. Ela tinha 500 pratos e copos de papel esperando por ela na cozinha quando chegou em casa com o bebê, e esse foi o melhor conselho que nós já ouvimos.
>
> *- Sheila, mãe de dois filhos.*

CONFIE NAS REFEIÇÕES QUE VOCÊ CONGELOU

Quando tirar uma refeição do freezer, descongele-a na frigideira se tiver tempo o bastante. Caso contrário, descongele-a debaixo de água fria corrente ou no micro-ondas. A comida descongelada no micro-ondas deve ser comida imediatamente. Alimentos que foram congelados devem ser consumidos em três dias após terem sido tirados do freezer.

Reaqueça os sólidos a pelo menos 78 ºC, e rapidamente. Reaqueça as sopas e molhos até ferverem. Não reaqueça restos que já foram reaquecidos, por mais que doa jogá-los no lixo. Não importa quão seu olfato ficou apurado durante e depois da gravidez – nem seu nariz, nem seus olhos ou papilas gustativas são juízes confiáveis para dizerem se os alimentos ainda estão bons para serem consumidos. Se ficar em dúvida, jogue-os fora.

NÃO SE PRENDA AOS PADRÕES

Não ache que as suas refeições têm que seguir exatamente os padrões do que constitui um café da manhã ou jantar. Quem disse que restos de sopa ou pudim de arroz não podem ser comidos num café da manhã ou que um sanduíche ou ovos mexidos não são um jantar perfeitamente respeitável? Você deve manter-se bem abastecida, e isso pode significar ser flexível em relação ao que come, e fazer várias pequenas refeições e lanches saudáveis ao longo do dia quando não conseguir sentar-se para uma refeição convencional.

Depois que Madeleine nasceu descobri que uma mulher pode sobreviver apenas com muffins – bem, quase. Meus favoritos são os de limão e blueberry (mirtilo) (veja receita da página 102), pois eles são rápidos de fazer e comer, e muito gostosos. Eu fazia uma porção dupla, deixava alguns do lado de fora e congelava o resto. Antes de sair de casa, eu tirava um do freezer, colocava na bolsa de fraldas, e ele estava pronto para ser consumido quando eu chegava ao meu destino.

Leituras Fáceis para a Mamãe*

Aqui vão algumas sugestões de leituras leves sobre a maternidade que a deixarão mais tranquila ao saber que você não é a única que ainda não alcançou a perfeição na arte da "hora de brincar".

Ficção:
Não Sei Como Ela Consegue de Allison Pearson
Crianças de 24 Quilates de Judy Goldstein e Sebastian Stuart
[ambos editados no Brasil]
Mommy-Track Mysteries (Mistérios a serem desvendados pelas mães) de Ayelet Waldman
Baby Proof (Prova de bebês) de Emily Giffin
The Wives of Bath (As mulheres de Bath) de Wendy Holden

Não Ficção:
The Three-Martini Playdate: A Practical Guide to Happy Parenting (A hora de brincar acompanhada por três martinis: guia prático para uma maternidade feliz) de Christie Mellor
Operating Instructions: A Journal of My Son's First Year (Instruções de operação: diário do primeiro ano do meu filho) de Anne Lamott
Momfidence: An Oreo Never Killed Anybody and Other Secrets of Happier Parenting (Confissão de uma mãe: um oreo nunca matou ninguém, e outros segredos para uma maternidade mais feliz) de Paula Spencer

Os lanches podem ser comidos somente com uma mão enquanto se está amamentando ou empurrando um carrinho de bebê. Algumas vezes sair com o bebê de casa para ver os amigos pode parecer mais importante para a sua saúde

---

* Os livros disponíveis em português aparecem com o título de edição no Brasil; os outros podem ser encontrados em inglês e são avaliados pela autora no corpo deste livro. (N. do E.)

> ### História de uma Mãe
>
> Sabine tinha dez dias e havia decidido que, entre as opções de dormir ou mamar, ela ficaria com a de mamar. Ela mamava sem parar durante horas a fio. Parava só para vomitar e começar novamente, como um romano louco da Antiguidade. Consequentemente, eu era uma prisioneira do sofá e morria de fome. Meu marido tinha que me alimentar com colheradas das suas próprias refeições, e eu ficava muito chateada quando ele pegava duas colheradas para si e só me dava uma. Eu nem tenho ideia do que comi naquele mês além de muitas *hash browns** frias e rolinhos primavera.
>
> - *Frances, mãe de dois filhos.*

mental do que comer; mas, se comer um bolinho recheado a caminho do encontro com outras mães, você acaba fazendo as duas coisas. Veja as páginas 71 a 73 para várias ideias de lanches saudáveis.

REFEIÇÕES SIMPLES: PLANEJANDO, COMPRANDO E COZINHANDO

É triste, porém inevitável que um dia o seu freezer fique vazio, e é por isso que as receitas deste livro foram pensadas e desenvolvidas para mulheres que se tornaram mães recentemente. Por necessidade, eu as testei intensamente quando Lucy, minha segunda filha, nasceu. Elas são todas fáceis de preparar: algumas podem ser feitas em 10 minutos ou menos, enquanto outras podem ser preparadas em alguns minutos e deixadas para ferver no fogão enquanto você cuida do seu bebê. Nas páginas 64 a 67 você encontrará listas de alguns ingredientes que podem ser armazenados na sua despensa ou freezer para o preparo das receitas do livro. Na página seguin-

---
* Batatas e cebolas salteadas. (N. da T.)

te encontra-se uma lista de ingredientes perecíveis que serão necessários. Alguns deles também se encontram listados entre os ingredientes perecíveis para lanches, na página 71.

Hortifrutigranjeiros
Abacates
Abobrinha
Aipo
Alface
Alho
Alho poró
Aspargos
Bananas
Batatas
Batatas doces
Berinjela
Brócolis
Cebolas
Cebolas roxas
Cebolinha verde
Cenouras
Coentro fresco
Cogumelos
Ervilhas (frescas e congeladas)
Espinafre
Laranjas (para sucos e temperos)
Limas (para sucos e temperos)
Limões (para sucos e temperos)
Manjericão fresco
Pimentões
Raiz de gengibre
Salsa fresca
Soft Tofu
Tomates
Tomilho fresco

Padaria
Pão integral
Pita integral
Tortilhas integrais

Laticínios
Creme de leite
Iogurte sabor baunilha
Iogurte sem sabor
Leite
Leite de soja
Ovos
Queijo brie
Queijo cheddar
Queijo cottage (seco)
Queijo de cabra
Queijo feta
Queijo gouda
Queijo parmesão (fresco, ralado)
Ricota

Frango, Carne e Frutos do Mar
(É possível que você já tenha alguns destes itens no seu freezer)
Bifes
Camarão (cru e limpo)
Carne moída (magra)
Carne para ensopar (magra)
Filés de salmão
Frango
Peito de frango (sem pele e desossado)
Presunto cozido magro
Salame

Comece a se organizar planejando quais serão as refeições da semana seguinte com base no momento atual e em quando poderá ter ajuda na cozinha ou mais tempo para cozinhar. Use uma refeição do freezer numa noite em que souber que não terá muito tempo para cozinhar, e faça uma porção dupla de cozido ou de molho de espaguete no fim de semana quando seu marido estiver em casa para ajudar. Dependendo dos talentos culinários e da disponibilidade dele, vocês poderiam se revezar na cozinha cada noite – ou você poderia deixar a tarefa de cozinhar completamente para ele – mas então por que você leria este capítulo?

> Uma ou duas horas longe da sua vida agitada podem fazer maravilhas; então, peça ao seu marido, a algum parente ou babá que cuide do seu bebê, e planeje uma atividade regular que lhe dê prazer – como aulas de ioga ou um clube do livro – ou simplesmente saia para uma caminhada, para olhar as vitrines com um cafezinho na mão, ou vá ver um bom filme.

Depois que tiver uma lista das refeições que planeja fazer, complete a sua lista de compras. Poupe esforços comprando vegetais pré-cortados, salada pré-lavada e queijo ralado. Além disso, compre alimentos não perecíveis no atacado; por que comprar uma lata de tomates se você pode comprar cinco? Peça ao açougueiro que corte toda a carne a fim de levá-la pronta para ir para a panela. Descubra se há um serviço de entregas online de gêneros alimentícios na sua vizinhança e utilize-o. Esses serviços geralmente lhe permitem criar uma lista de alimentos perecíveis, o que implicará economia de tempo ainda a cada semana e a ajudará na hora de identificar quais são as coisas de que você e seu bebê precisam. Alternativamente, talvez você queira fazer compras semanais numa noite da semana ou no

> **Mime-se**
>
> Não deixe de fazer agrados a si mesma de vez em quando. Ser uma mãe recente é tarefa difícil e você precisa cuidar de si. Para algumas das sugestões seguintes você precisará do seu marido, um(a) amigo(a) ou parente para cuidar do bebê durante uma ou duas horas.
> - Tome um banho quente demorado com os seus produtos de banho ou perfumaria favoritos.
> - Marque uma massagem, uma sessão com o podólogo ou tratamento facial no spa.
> - Compre uma guloseima de que gosta.
> - Compre um batom ou uma revista de luxo.

fim de semana quando puder sair sozinha. Depois das primeiras seis semanas, mais ou menos, eu gostava de fazer uma caminhada diária com Madeleine no carrinho até os supermercados locais para comprar comida fresca.

COZINHANDO

Você planejou as receitas e fez as compras, e agora precisa achar tempo para cozinhar. Tive sorte o bastante de ter um bebê que logo entrou na rotina de um cochilo pela manhã, outro no início da tarde, e outro no fim da tarde, e aproveitava essas oportunidades. Eu usava essas horas em que ela estava cochilando para tomar banho, mandar e-mails, arrumar a casa e cozinhar. Assim que ela adormecia para o cochilo matutino, eu preparava uma porção de muffins em cerca de 10-15 minutos e colocava-os no forno. Depois, corria para o chuveiro, e quando terminava os muffins estavam prontos, e então eu os saboreava com uma xícara de chá antes de voltar à tarefa de cuidar do bebê. Dependendo de como a tarde se desenrolasse, eu preparava e até cozinhava o jantar – particularmente se fosse algo que eu pudesse deixar cozinhando – durante o cochilo do início da tarde de Madeleine. Se fosse um jantar rápido e fácil, eu o cozinhava ou ao menos o preparava durante o terceiro cochilo do dia.

> ### Cozinhando em Duas
> Por que não reunir-se com outra mãe? Se vocês têm um pequenino com mais ou menos a mesma idade, programem uma manhã ou tarde para cozinharem juntas. Cada uma pode planejar e comprar ingredientes para várias porções de uma refeição que pode ser congelada, e então se reunir na casa de uma das duas para cozinhar bastante. Certifiquem-se de ter ou trazer todos os utensílios de cozinha e sacos plásticos para congelamento necessários, e preparem algumas refeições entre cochilos e mamadas. Cada uma ficará encarregada de algumas refeições diferentes para o freezer; e, como é improvável que os dois bebês estejam numa sincronia perfeita, sempre haverá um par de mãos desocupadas para desligar o fogão, mexer a sopa, mudar uma fralda ou cantar canções de ninar. E há de sobrar algum tempo para vocês descansarem os pés, tomarem uma xícara de chá e trocarem experiências sobre privação de sono e estrias.

Esse planejamento funciona bem se você tiver um bebê que tire cochilos regularmente, mas não servirá de nada se o seu bebê não se adaptar a uma rotina. Se você não consegue planejar nada entre os cochilos do seu bebê por eles não serem confiáveis, não há razão para não cozinhar enquanto ele está acordado. Eu tinha um móbile que girava durante 20 minutos tocando música clássica – Mozart nos deixa mais inteligentes, afinal de contas! Meu bebê amava e em grande parte das manhãs eu o deitava para ouvi-lo, fazia uma porção de aveia em flocos no micro-ondas, cobria-a com frutas secas e açúcar mascavo e comia enquanto o observava assistindo às girafas rodando.

Quando estiver pronta para fazer o jantar, leve o cercado do bebê para a cozinha para que ele possa ver o que você está fazendo, coloque algumas músicas – suas ou dele – e faça um ou outro comentário:

- Agora mamãe está cortando cenouras. Você logo comerá cenouras, e eu acho que você vai gostar. Você sabe que quando mamãe era criança ela comia tantas cenouras que as palmas da mão e as solas dos pés dela ficaram cor de laranja?

Tudo bem, você pode se sentir um pouco ridícula, mas pense um pouco: você estará cozinhando, interagindo e estimulando seu bebê a desenvolver a fala, tudo ao mesmo tempo, mamãe multitarefa. Colocá-lo em um *sling* ou canguru pode funcionar também, a não ser que você esteja ocupada com tarefas que envolvam frituras com óleo e somente até seu bebê ser capaz de agarrar aquela faca de legumes amolada que você está usando nas batatas. Ajuda se você der de mamar, trocar as fraldas e eliminar quaisquer outras pendências com o bebê antes de começar a cozinhar. Dessa forma, você não terá que tentar ao mesmo tempo cortar cogumelos, mexer a massa e acalmar um bebê inquieto. Em vez disso, você pode apenas mexer a massa e acalmar o bebê – confie em mim, faz diferença.

PEDINDO COMIDA FORA

É claro que haverá dias em que você não terá tempo, energia, ingredientes ou vontade de cozinhar. Se você optar por ter alguém que apareça à sua porta trazendo jantar de vez em quando, permita-se comer os seus pratos favoritos. Entretanto, se pedir comida estiver se tornando um hábito, aí vão algumas dicas de escolhas mais saudáveis.

Pizza

Pizzas com massa fina coberta por vegetais constituem uma refeição bastante saudável. Se você tiver a opção de pedir pizza de massa integral, será ainda melhor. Tente escolher acompanhamentos de baixa caloria como presunto, frango, cogumelos, pimentas, tomates e alcachofras, em vez de bacon, linguiça, salame, pepperoni e azeitonas, ou ao menos combine-os um pouco. Além disso, não exagere no queijo.

Sushi

Sushi é um dos pratos favoritos para se comer fora, e depois da gravidez você pode voltar a comer tudo de que gosta. O sushi feito sem maionese é melhor para você, então escolha um rolinho simples em vez de um rolinho de atum apimentado, que leva maionese. Entretanto, se você estiver com muita vontade de comer o apimentado, ainda vale a pena manter a escolha, visto que sushi é uma ótima opção.

Fast Food

Lanches do tipo fast food tendem a ser muito calóricos, cheios de gorduras e sódio e pobres em fibras e nutrientes. Com a queda das vendas, as cadeias de fast food estão tentando acrescentar opções mais saudáveis aos seus menus. Sanduíches de frango grelhado, hambúrgueres vegetarianos, saladas e iogurtes são boas opções. Se estiver com muita vontade de comer batatas fritas, então aproveite.

História de uma Mãe

A maior gentileza que fizeram para mim durante os primeiros cinco meses com o meu bebê foi quando minha amiga Marni apareceu à minha porta por volta da meia-noite com uma refeição que ela havia preparado, complementada por talheres, guardanapos e pratos e copos de porcelana. Ela me acomodou à minha própria mesa, tomou meu lindo bebezinho em seus braços e permitiu que eu comesse sua sopa, frango e massas caseiras sem interrupções até eu me sentir satisfeita. Meus olhos ainda ficam marejados de gratidão quando lembro disso.

Hoje em dia eu sou a pessoa que alivia as mães de suas novas responsabilidades nas festas de família, quando as vejo tentando segurar o bebê e os talheres ao mesmo tempo. As pessoas acham que faço isso porque adoro bebês – e isso não deixa de ser verdade – mas a principal razão é porque eu acredito profundamente que as mães precisam se alimentar, e merecem ingerir a comida enquanto ela ainda está quente.

Meu filho mais novo tem atualmente 16 anos e 1,80 m, e a geladeira é assaltada na maioria das noites à meia-noite e novamente às 2h da manhã. Ele ainda gosta de comer à noite, mas de vez em quando levanta cedo e prepara um Egg McMuffin à sua moda para mim.

- Anne, mãe de dois filhos.

Comida Indiana

Com comida indiana, o segredo é limitar as frituras e pratos cozidos com creme azedo. Concentre-se nos pratos feitos com molhos de tomate.

Comida Tailandesa

Infelizmente, muitos pratos tailandeses são feitos com leite de coco, que possui alto teor de gordura saturada, então tente não comer comida tailandesa com muita frequência. Você não precisa necessariamente se privar do seu prato favorito, apenas se certifique de pedir pratos que não levem coco nem sejam fritos imersos em óleo. Combine os pratos com opções saudáveis. A comida tailandesa também costuma levar muito amendoim, então tenha isso em mente se estiver preocupada com alergias.

Comida Chinesa

Encontre um restaurante que não use glutamato de sódio e opte principalmente por pratos refogados, e não fritos; e os que levam muitos vegetais, tais como bolinhos de vegetais cozidos e porco mu shu.

Comida Italiana

As palavras que devem ser evitadas nas entradas italianas são "empanado", "frito" e "frito imerso em óleo"; opções melhores são "cozido", "assado", "grelhado" ou "escalfado".

Comida Mexicana

Como feijão pode ser ruim para você? Bem, quando é frito duas vezes e servido com creme azedo e guacamole, ele certamente não é a melhor coisa. Tente optar por burritos vegetarianos e peça feijão como acompanhamento quando ele não tiver sido frito duas vezes. Se estiver com muita vontade de comer nachos, lembre-se de que um prato de nachos completo geralmente contém uma quantidade de gordura diária acima da recomendada.

Ao pedir comida fora ou sair para comer num restaurante também é importante estar ciente do tamanho da porção. Tente guardar o excesso para o almoço do dia seguinte se achar que seu prato está muito cheio. Se estiver tentando fazer opções mais saudáveis quando come em restaurantes, opte por alimentos assados no fogo ou na brasa, gratinados, feitos na grelha ou em *charbroil*, ou forno de varanda, escalfados, torrados, cozidos no vapor ou refogados em vez de qualquer coisa batida, com creme, empanada ou frita imersa em óleo.

3

As receitas

6

CAFÉ DA MANHÃ E LANCHES

Vitamina Básica 94
Vitamina de Pasta de Frutas Secas 95
Mais que Aveia 96
Panquecas de Queijo Cottage 97
Panquecas de Aveia 98
Barras Energéticas da Eva 100
Muffins de Limão e Blueberry (Mirtilo) 102
Muffins de Cenoura e Passas 104
Muffins de Frutas 106
Muffins de Blueberry (Mirtilo) e Três Grãos 108
Barras de Cenoura para o Café da Manhã 110
Pão de Banana da Diane 112

Vitamina Básica

15 minutos ou menos

Tempo total: 5min
Tempo de preparo: 5min

Vitaminas são perfeitas para um café da manhã ou lanche rápido. Quando preparar esta receita para o café da manhã, dobre a quantidade, assim poderá ter a vitamina para um lanchinho mais tarde. Lembre-se de mexer bastante antes de beber.

1 banana madura
¾ de xícara de polpas congeladas (framboesas, morangos, blueberry (mirtilo), ou uma combinação de todas elas)
½ xícara de suco de laranja
½ xícara de leite de vaca ou leite de soja
½ xícara de iogurte natural ou queijo de soja (tofu)
1 colher de sopa de sopa de óleo de linhaça (opcional)
1 colher de sopa de linhaça (opcional)

1. Coloque todos os ingredientes no liquidificador, bata por um minuto ou até a mistura ficar homogênea.

Rende 1 copo grande ou 2 médios.

Variações: Essa receita pode ser facilmente adaptada; se você preferir uma vitamina mais encorpada, adicione mais banana ou iogurte, ou reduza a quantidade de leite. Caso tenha pêssegos maduros, utilize-os no lugar das polpas ou adicione-os.

Vitamina de Pasta de Frutas Secas

15 minutos ou menos

Tempo total: 5min
Tempo de preparo: 5min

A menos que alguém da sua família seja alérgico e você evite as frutas secas, esta vitamina é deliciosa para um café da manhã ou lanchinho rápido. O melado não só adiciona doçura e sabor, como também é uma alta fonte de ferro.

- 1 banana madura
- 1 xícara de leite de vaca ou leite de soja
- ½ xícara de iogurte
- 3 colheres de sopa de amendoim, castanha, ou amêndoas
- 1 colher de sopa de melado (opcional)
- 1 colher de café de noz-moscada (opcional)
- 2 cubos de gelo

1. Coloque todos os ingredientes no liquidificador e bata por um minuto ou até que a mistura fique homogênea.

Rende 1 copo grande ou 2 médios.

Variação: Para uma vitamina de chocolate e manteiga de amendoim com mais calorias, adicione 1 colher de sopa de cacau em pó e outra de açúcar.

Mais do que o Básico
Mingau de Aveia

15 minutos ou menos

Tempo total: 15min
Tempo de preparo: 5min
Tempo de cozimento: 10min

A aveia em flocos é um cereal fatiado por discos de aço. Uma xícara contém mais fibras do que um muffin de farelo de aveia.

1 xícara de água
½ xícara de aveia em flocos
Ingredientes opcionais:
¼ de xícara de blueberries (mirtilos) frescos ou congelados
2 colheres de sopa de frutas desidratadas, como figo ou passas, picadas
1 colher de sopa de frutas secas – como amêndoas, avelãs ou nozes – picadas
½ colher de chá rasa de canela

1. Coloque a água e a aveia numa panela média, cubra-a e deixe de molho durante a noite.
2. Pela manhã leve a panela com a água e a aveia ao fogão e cozinhe em fogo médio até levantar fervura. Reduza então o fogo e deixe cozinhar por 10 minutos (ou de acordo com as instruções no pacote).
3. Adicione ingredientes opcionais ao seu critério. Sirva com açúcar mascavo ou maple syrup (xarope da seiva do bordo), caso deseje.

Rende 1 porção.

Panquecas de Queijo Cottage

15 minutos ou menos

Tempo total: 15min
Tempo de preparo: 5min
Tempo de cozimento: 10min

Deve-se usar nesta receita o queijo cottage dessorado, que você pode encontrar em embalagens ou recipientes plásticos na sessão de laticínios dos supermercados. Caso não encontre, use ricota previamente peneirada e enrolada na noite anterior em papel-toalha, colocando-a em seguida na geladeira. Sirva as panquecas com fatias de morangos frescos, banana ou maple syrup (xarope da seiva do bordo).

- 3 ovos
- 1 colher de sopa de óleo de canola
- 1 xícara de queijo cottage dessorado
- ¼ de xícara de farinha de trigo
- 1 colher de café de sal

1. Junte o óleo e o queijo aos ovos já levemente batidos. Adicione o sal e a farinha de trigo e misture bem.

2. Aqueça uma frigideira levemente untada em fogo médio para alto. Despeje na frigideira ¼ de xícara da massa para cada panqueca, frite por 1½-2 minutos ou até que a parte de baixo esteja dourada. Repita o processo com o restante da massa, sempre untando a frigideira com óleo quando necessário.

Rende 2 porções.

Panquecas de Aveia

30 minutos ou menos

Tempo total: 30min
Tempo de preparo: 10min
Tempo de cozimento: 20min

As panquecas são maravilhosas para um café da manhã especial nos fins de semana. Elas podem ser previamente preparadas e congeladas por dias para serem reaquecidas quando você não tiver tempo para ficar na cozinha. As sobras se tornam um delicioso lanchinho até mesmo sem recheio, ou se preferir espalhe cream cheese de baixa caloria ou manteiga de amendoim sobre elas.

1 xícara de aveia em flocos instantânea
1 xícara de iogurte natural
1 xícara de leite desnatado
1 colher de sopa de açúcar mascavo
1 colher de sopa de manteiga
1 ovo grande batido
¼ de xícara de óleo de canola
1 xícara de farinha de trigo
1 colher de sopa de fermento em pó
1 colher de chá rasa de canela
½ colher de chá rasa de sal

1. Em uma tigela grande misture a aveia em flocos, o iogurte, o leite, o açúcar mascavo e deixe descansar por 5 minutos.
2. Derreta a manteiga numa frigideira antiaderente.
3. Bata o ovo e o óleo e adicione à tigela com a massa.

4. Num recipiente médio junte a farinha, o fermento, a canela e o sal. Adicione à mistura e mexa até que fique homogênea.

5. Coloque na frigideira a quantidade de mais ou menos ¼ de xícara da massa para cada panqueca; frite por aproximadamente 1½-2 minutos ou até que a parte de baixo esteja dourada, com bolhinhas na parte de cima. Repita o mesmo processo com o restante da massa.

Rende 12 panquecas.

Congelamento: Essa receita pode ser dobrada e congelada. Faça uma pilha com as panquecas frias colocando entre elas papel-alumínio e enrole-as com PVC transparente (papel-filme). Elas podem ficar de dois a três meses no freezer. Quando você estiver pronta para saboreá-las, basta tirá-las do papel-alumínio e aquecê-las no forno elétrico, micro-ondas ou torradeira. Você pode também comê-las frias.

Variação: Se você não tiver aveia instantânea, substitua por aveia em flocos comum, deixando na mistura de iogurte e leite por mais 5 minutos.

Iogurte

O iogurte é uma excelente fonte de proteína e cálcio. Se possível, escolha os que têm no rótulo a informação "contém lactobacilos vivos" para ter os benefícios da bactéria probiótica, que ajuda a manter o sistema digestivo saudável e a prevenir câncer e reduzir o colesterol.

Barras Energéticas da Eva

30 minutos ou menos

Tempo total: 30min
Tempo de preparo: 10min
Tempo de cozimento: 20 min, requer pouca atenção.

Essa receita é para as mamães que gostam de barras de cereal e estão procurando uma fonte de energia. (Se você não é fã de barras de cereal, provavelmente preferirá as Barras de Cenoura para o Café da Manhã na página 110.) Picar frutas desidratadas e pegajosas – por exemplo, o damasco – pode consumir bastante tempo. Procure, então, no atacado, frutas desidratadas pré-picadas, ou unte sua faca com óleo antes de picá-las.

3 xícaras de aveia em flocos grossos
1 xícara de farinha de trigo
1 xícara de açúcar mascavo industrializado
1 xícara de damascos secos
2/3 de xícara de amêndoas tostadas, cortadas ao meio
½ xícara de gérmen de trigo tostado
½ xícara de passas
2 ovos batidos
½ xícara de óleo de canola
½ xícara de glucose de milho

1. Preaqueça o forno à temperatura média de 180 °C. Forre um tabuleiro de mais ou menos 23 cm X 33 cm e outro de 20 cm X 20 cm com papel vegetal.

2. Numa tigela grande coloque a aveia em flocos, a farinha de trigo, o açúcar mascavo, os damascos, as amêndoas, o gérmen de trigo e as passas.

3. Numa tigela pequena, bata juntos os ovos, o óleo e a glucose de milho. Adicione à mistura de aveia e mexa até que ela fique úmida.

4. Espalhe a massa nos tabuleiros e asse por 20-25 minutos, até que as extremidades comecem a dourar. Não deixe cozinhar demais. Não desenforme até que a massa esteja levemente morna e corte em barras.

Rende 24 barras.

Congelamento: Deposite algumas dessas barras em um recipiente bem vedado; enrole o restante individualmente em PVC transparente (papel-filme) e coloque no freezer. Elas são mais saborosas descongeladas, mas eu conheço mamães que as comem direto do freezer.

45 minutos ou menos

Muffins de Limão e Blueberry (Mirtilo)

Tempo total: 45min
Tempo de preparo: 10min
Tempo de cozimento: 35 mins, requer pouca atenção.

Esses muffins tornaram-se a base da minha dieta depois que Madeleine nasceu. Eles são os mais fáceis e rápidos que conheço, e quem pode resistir ao sabor ácido do limão combinado ao dos blueberries, que são ricos em antioxidantes? Eu os comia no café da manhã, em lanches em casa, ou quando estava apressada. Não recomendo a substituição da farinha de trigo comum pela integral – deixaria os muffins muito pesados.

2 xícaras de farinha de trigo
2/3 de xícara de açúcar
2 colheres de chá rasas de fermento em pó
½ colher de chá rasa de bicarbonato de sódio
1 xícara de iogurte natural ou sabor baunilha
2 ovos batidos
1/3 de xícara de óleo de canola
Raspas de 1 limão
1 ¾ xícara de blueberries frescos ou congelados

1. Preaqueça o forno a 190 °C. Coloque numa assadeira 12 forminhas de muffins levemente untadas com óleo ou manteiga ou use forminhas de papel para muffins.
2. Em uma vasilha grande, misture a farinha, o açúcar, o fermento e o bicarbonato de sódio.

> **Blueberries (Mirtilos)**
>
> Os blueberries (mirtilos) estão entre os alimentos antioxidantes mais ricos, e estudos mostram que eles previnem problemas cardíacos e AVC, ajudam a combater infecção urinária, estimulam a memória e contribuem para um envelhecimento saudável.

3. Em uma tigela pequena, bata o iogurte, os ovos, o óleo e as raspas de limão. Junte aos ingredientes secos e mexa até que a massa fique homogênea. Adicione os blueberries.

4. Despeje a massa nas forminhas e asse por 35 minutos, ou enfie um palito e retire as forminhas se ele sair limpo. Deixe esfriar nas forminhas por 5 minutos, remova-os para uma grelha a e deixe que esfriem completamente.

Rende 12 muffins.

Congelamento: Esta receita pode ser facilmente dobrada. Você pode guardar os muffins em temperatura ambiente por até 2 dias, ou congelá-los em sacos plásticos, ou em um recipiente bem vedado, e guardá-los por até 3 meses.

Variação: Para variar com banana e canela, adicione uma colher de sopa de canela em pó aos ingredientes secos e dispense as raspas de limão. Substitua os blueberries por 1¼ xícaras de bananas picadas e ½ xícara de passas.

Muffins de Cenoura e Passas

45 minutos ou menos

Tempo total: 35min
Tempo de preparo: 15min
Tempo de cozimento: 20 min, requer pouca atenção.

Você pode ralar mais rapidamente usando um processador de alimentos com lâmina adequada. Ralar manualmente também não toma muito tempo, e, seja qual for a forma que você escolher, esses muffins valem o esforço.

1 xícara de leite desnatado
2 colheres de sopa de vinagre
¼ de xícara de cereal All-Bran™
1 ¼ xícara de farinha de trigo
½ xícara de açúcar mascavo industrializado
1 ½ colher de chá rasa de fermento em pó
½ colher de chá rasa de bicarbonato de sódio
½ colher de chá rasa de canela em pó
1 colher de café de noz-moscada
1 xícara de cenouras raladas (aproximadamente 2 cenouras)
½ xícara de passas
1 ovo levemente batido
⅓ de xícara de óleo de canola

1. Preaqueça o forno a 200 °C. Coloque numa assadeira 12 forminhas de muffins levemente untadas com óleo ou manteiga ou use forminhas de papel para muffins.

2. Numa tigela pequena, misture o leite e o vinagre. Adicione o All-Bran™ e deixe a mistura descansar por 5min.

3. Numa tigela grande, misture a farinha, o açúcar mascavo, o fermento, o bicarbonato de sódio, a canela em pó e a noz-moscada. Adicione a cenoura e as passas.

4. Bata o óleo e o ovo; adicione à mistura do leite. Adicione à mistura da farinha e mexa apenas o bastante para que os ingredientes se misturem.

5. Coloque a massa nas forminhas e asse por aproximadamente 20 minutos ou enfie um palito e retire as forminhas se ele sair limpo. Deixe esfriar nas forminhas por 5 minutos, remova os muffins para uma grelha e deixe que esfriem completamente.

Rende 12 muffins.

Congelamento: Esta receita pode ser facilmente dobrada. Você pode guardar os muffins em temperatura ambiente por até 2 dias, ou congelá-los em sacos plásticos ou em um recipiente bem vedado, e guardá-los por até 3 meses.

Variação: Se você não tiver o All-Bran™ à mão, não se preocupe, use em seu lugar 1 xícara de farinha de trigo e ½ xícara de farinha de trigo integral.

Óleo de Canola

O óleo de canola sem sabor tem baixíssimo teor de gordura saturada, é relativamente rico em ômega-3 e tem alto teor de gordura monossaturada, o que o torna benéfico para a saúde do coração e é uma ótima opção para alimentos assados.

Muffins de Frutas

45 minutos ou menos

Tempo total: 35min
Tempo de preparo: 15min
Tempo de cozimento: 20 min, requer pouca atenção.

Estes muffins são sem dúvidas os preferidos das mamães que testaram as receitas. As frutas desidratadas proporcionam uma energia muito bem-vinda, e o gengibre traz mais sabor para a receita.

1 ½ xícara de farinha de trigo integral
½ xícara de aveia em flocos
⅓ de xícara de açúcar
2 colheres de chá rasas de fermento em pó
1 colher de chá rasa de bicarbonato de sódio
2 ovos
¾ de xícara de iogurte natural ou sabor baunilha
⅓ de xícara de óleo de canola
3 colheres de sopa de gengibre cristalizado fatiado
1 xícara de frutas desidratadas – como damascos, tâmaras e passas – cortadas bem fininhas

1. Preaqueça o forno a 200 °C. Coloque numa assadeira 12 forminhas de muffins levemente untadas com óleo ou manteiga ou use forminhas de papel para muffins.

2. Num recipiente médio, junte a farinha de trigo, a aveia, o açúcar, o fermento em pó e o bicarbonato de sódio.

3. Numa tigela grande, bata juntos os ovos, o iogurte, o óleo e o gengibre; coloque então as frutas desidratadas. Junte os ingredientes secos e mexa apenas o bastante para que os ingredientes se misturem.

4. Coloque a massa nas forminhas e asse por aproximadamente 20 minutos ou enfie um palito e retire as forminhas se ele sair limpo. Deixe esfriar nas forminhas por 5 minutos, remova os muffins para uma grelha e deixe que esfriem completamente.

Rende 12 muffins.

Forminhas de Papel

Embora pareça menos esbanjador ou mais ecologicamente correto untar as forminhas para muffins, usar as forminhas de papel poupa tempo na limpeza, quando este é precioso.

Congelamento: Esta receita pode ser facilmente dobrada. Você pode guardar os muffins em temperatura ambiente por até 2 dias, ou congelá-los em sacos plásticos, ou em um recipiente bem vedado, e guardá-los por até 3 meses.

Muffins de Blueberry (Mirtilo) e Três Grãos

45 minutos ou menos

Tempo total: 40min
Tempo de preparo: 15min
Tempo de cozimento: 25 min, requer pouca atenção

Ricos em fibras e de rápido preparo, esses muffins podem ser preparados quando o bebê estiver tirando seu primeiro cochilo do dia e antes de você tomar banho. Ponha-os no forno e quando tiver terminado o banho, revigorada, deliciosos muffins estarão esperando por você.

1 xícara de leite desnatado
½ xícara de aveia em flocos instantânea
¾ de xícara de farinha de trigo
½ xícara de farinha de milho
¼ de xícara de farelo de trigo
1 colher de sopa de fermento em pó
1 colher de café de sal
⅓ de xícara de mel
¼ de xícara de óleo de canola
1 ovo batido
Raspas de um limão
1 xícara de blueberries frescos ou congelados

1. Preaqueça o forno a 200 °C. Coloque numa assadeira 12 forminhas de muffins levemente untadas com óleo ou manteiga ou use forminhas de papel para muffins.

2. Em um recipiente médio para micro-ondas, junte o leite e a aveia em flocos. Em temperatura alta, cozinhe por 2-3 minutos no forno de micro-ondas, até que a aveia esteja cremosa e macia.

3. Enquanto isso, em uma tigela grande misture a farinha de trigo, a farinha de milho, o farelo de trigo, o fermento em pó e o sal.

4. Na tigela de leite com a aveia, misture o óleo, o ovo e as raspas de limão. Adicione à mistura da farinha e mexa apenas o bastante para que os ingredientes se misturem. Acrescente os blueberries.

5. Coloque a massa nas forminhas e asse por aproximadamente 20 minutos ou enfie um palito e retire as forminhas se ele sair limpo. Deixe esfriar nas forminhas por 5 minutos, remova os muffins para uma grelha e deixe que esfriem completamente.

Rende 12 muffins.

Congelamento: Esta receita pode ser facilmente dobrada. Você pode guardar os muffins em temperatura ambiente por até 2 dias, ou congelá-los em sacos plásticos, ou em um recipiente bem vedado, e guardá-los por até 3 meses.

> **Usando Leite de Soja nos Assados**
>
> Você pode substituir o leite de vaca pelo leite de soja sabor baunilha na maior parte das receitas, inclusive as de pães, muffins, bolos e biscoitos. Lembre-se de que o leite de soja tende a escurecer os assados.

Variação: Você pode substituir os blueberries por framboesas e as raspas de limão por raspas de laranja-lima.

Barras de Cenoura para o Café da Manhã

60 minutos ou menos

Tempo total: 55min

Tempo de preparo: 25min

Tempo de cozimento: 30 min, requer pouca atenção

Embora estas barras tenham gosto de bolo, elas são muito mais saudáveis: têm uma grande quantidade de frutas desidratadas ricas em vitaminas, frutas secas e cenouras. Faça esta receita quando tiver um tempinho a mais – elas não são tão fáceis de fazer quanto as receitas de muffins do livro.

1 ½ xícara de farinha de trigo

1 ½ xícara de farinha de trigo integral

2 colheres de chá rasas de canela

2 colheres de chá rasas de fermento em pó

1 colher de chá rasa de bicarbonato de sódio

½ colher de chá rasa de gengibre moído

1 colher de café de sal

2 ovos

1 xícara de bananas maduras amassadas (2 grandes ou 3 pequenas)

¾ de xícara de açúcar mascavo industrializado

⅔ de xícara de iogurte natural ou sabor baunilha

⅓ de xícara de óleo de canola

2 xícaras de cenouras raladas (aproximadamente 4 cenouras grandes)

1 xícara de tâmaras picadas bem fininhas, ou passas

½ xícara de pecãs picadas.

1. Preaqueça o forno a 190 °C. Unte uma fôrma de aproximadamente 23 cm X 33 cm e forre com papel-manteiga.

2. Num recipiente grande, misture a farinha de trigo comum e a integral, a canela, o fermento, o bicarbonato de sódio, o gengibre e o sal.

3. Num recipiente médio, misture os ovos, as bananas, o açúcar, o iogurte e o óleo. Despeje a mistura no recipiente grande com as farinhas. Adicione as cenouras, as tâmaras e as pecãs, e mexa apenas o suficiente para que os ingredientes se misturem.

4. Asse por 30 minutos ou enfie um palito e retire a forma se ele sair limpo. Deixe que esfrie na própria forma em cima de uma grelha e corte em barras.

Rende 24 barras.

Congelamento: Guarde algumas barras em um recipiente bem vedado por até 3 dias; o resto pode ficar congelado no freezer por 3 meses. Esta receita também pode ser facilmente dobrada.

Pão de Banana da Diane

60 minutos ou menos

Tempo total: 1h e 5min.
Tempo de preparo: 10min.
Tempo de cozimento: 55 min, requer pouca atenção.

Diane, que tem um filho e é minha colaboradora, cedeu gentilmente sua infalível receita de pão de banana para o livro. Este era o meu lanche preferido e o de Madeleine depois que Lucy nasceu. Como as bananas tendem a ficar escuras rapidamente, é útil ter receitas como esta para utilizá-las. Se você não tem problemas com a balança, pode substituir as passas por pedacinhos de chocolate.

1 xícara de bananas bem maduras amassadas (aproximadamente 2 grandes ou 3 pequenas)
2/3 de xícara de açúcar
½ xícara de iogurte natural ou sabor baunilha
¼ de xícara de óleo de canola
2 ovos batidos
1 ½ xícara de farinha de trigo
½ xícara de passas
1 ½ colher de chá rasa de bicarbonato de sódio
1 colher de chá rasa de fermento em pó
½ colher de chá rasa de sal

1. Aqueça o forno a 190 ºC. Unte levemente uma fôrma de pão de 23 cm X 13 cm.
2. Numa tigela grande, junte as bananas, o açúcar, o iogurte, o óleo e os ovos; misture bastante.
3. Num recipiente médio, coloque a farinha de trigo, as passas, o bicarbonato de sódio, o fermento e o sal. Junte à

mistura da banana e mexa apenas o bastante para que os ingredientes se misturem.

4. Coloque a massa na fôrma já preparada. Asse por 1 hora ou enfie um palito e retire a fôrma se ele sair limpo. Deixe esfriar na forma por 5 minutos, depois transfira para uma grelha e deixe que esfrie totalmente.

Rende 1 pão.

Congelamento: Esta receita pode ser facilmente dobrada para fazer dois pães. Enrolando-os em PVC transparente (papel-filme), pode-se conservá-los em temperatura ambiente por 2 ou 3 dias, ou congelados por até 3 meses.

> **Bananas passadas**
>
> Se você tiver bananas passadas e está sem tempo para assá-las, descasque-as, enrole-as em PVC transparente (papel-filme) e coloque-as na geladeira por 2 dias ou no freezer por 2 meses.

7

REFEIÇÕES RÁPIDAS

Pasta de Alho e Nozes 116
Guacamole 117
Homus (pasta de grão-de-bico) da Tina 118
Sanduíche Aberto de Sardinha 120
Sanduíche de Guacamole, Tomate e Queijo Brie 121
Sanduíche de Guacamole, Tomate e Manjericão
da Justine 122
Sanduíche de Salame, Molho Pesto, Queijo de Cabra
e Tomate 123
Sanduíche de Atum com Queijo Derretido 124
Macarrão com Tomate, Manjericão e Queijo Feta 125
Pizza Rápida 126

Patê de Alho e Nozes

15 minutos ou menos

Tempo total: 5min
Tempo de Preparo: 5min

As nozes são ótimas fontes de ácidos graxos ômega-3, além de conter ferro, ácido fólico e cálcio. Compre-as frescas no atacado. Sirva essa pasta com pão integral, bolachas ou vegetais.

3 fatias de pão integral
¼ de xícara de nozes
3 dentes de alho
¾ de xícara de água
3 colheres de sopa de suco de limão
1 colher de sopa de azeite virgem ou extravirgem
2 colheres de sopa de salsa fresca
Sal e pimenta-do-reino moída na hora

1. Torre o pão e processe até que fique esfarelado.

2. Com o multiprocessador ainda ligado, adicione as nozes, o alho, e processe até que fiquem bem moídos.

3. Adicione ainda a água, o suco de limão, o azeite, a salsa, o sal e a pimenta. Deixe processar até que fique com uma consistência de homus, acrescentando água caso ache que a pasta esteja seca.

Rende 1 xícara e meia.

Guacamole

15 minutos ou menos

Tempo total: 10min
Tempo de preparo: 10min

Os abacates são ricos em gordura monoinsaturada saudável, que é boa para você e seu bebê. Saboreie este guacamole como patê em tortilhas ou vegetais crus, recheio para sanduíche ou panquecas, ou condimento para pastéis.

2 abacates maduros
2 colheres de sopa de suco de limão
1 tomate médio cortado em cubos (opcional, mas seria muito bom utilizá-lo)
¼ de xícara de iogurte natural
1 ou 2 dentes de alho amassados
½ colher de chá rasa de sal
½ colher de chá rasa de cominho (opcional)
½ colher de chá rasa de pimenta-malagueta em pó (opcional)
1 colher de café de pimenta-de-caiena

1. Corte os abacates ao meio e tire o caroço. Retire a polpa com uma colher e amasse com um garfo até chegar à consistência desejada. Adicione o suco de limão e misture.
2. Adicione o tomate, o iogurte, o alho, o sal, o cominho, a pimenta-malagueta em pó, a pimenta-de-caiena e misture.

Rende 2 xícaras.

Tempo de conservação: Pode ser conservado na geladeira por até 2 dias, bem vedado com PVC transparente (papel-filme).

Homus (pasta de grão-de-bico) da Tina

15 minutos ou menos

Tempo total: 5min com processador de alimentos
ou 10min com liquidificador
Tempo de preparo: 10min

Tina e eu nos conhecemos em uma aula pré-natal de ioga. As datas previstas para o nosso parto tinham um dia de diferença, e no final das contas os bebês atrasaram duas semanas. Também é dela a receita de sopa de lentilha na página 166. Todas as novas mamães que Tina conhece podem contar com seu homus e sua sopa. Madeleine gosta tanto de homus que não aceita nada em seu lugar.

1 lata de grãos-de-bico já cozidos (½ kg)
6 colheres de sopa de azeite de oliva virgem ou extravirgem
4 colheres de sopa de suco de limão
¼ de xícara de tahine
4 dentes de alho
1 ½ colher de chá rasa de cominho
½ colher de chá rasa de sal
Pimenta-de-caiena a gosto (opcional)
¼ de xícara, aproximadamente, de água

1. Lave e escorra o grão-de-bico, coloque-o no multiprocessador ou liquidificador. Acrescente o azeite, o suco de limão, o tahine, o alho, o cominho, o sal e a pimenta, processe até ficar macio, adicione água para atingir a consistência desejada.

Rende 3 xícaras.

Variações: Divirta-se adaptando esta receita ao seu paladar. Adicione mais alho ou pimenta-de-caiena se gostar de pratos mais condimentados, ou experimente com um pouco de molho de pimenta. Você também pode substituir o grão-de-bico por feijão-preto para variar.

HOMUS

O homus oferece várias possibilidades: pode ser comido como pasta em pão pita ou vegetais, cobertura de sanduíche, ou como recheio de pita misturado com pepino, tomate e alface. Apesar de poder comprar o homus já pronto, fazê-lo é quase tão rápido e muito mais barato.

Sanduíche Aberto de Sardinha

15 minutos ou menos

Tempo total: 5min
Tempo de preparo: 5min

Você poderia simplesmente amassar sardinhas em lata e colocar no pão para obter uma refeição rápida e nutritiva, mas, se tiver alguns minutos a mais, seria interessante incrementá-la um pouco com este sanduíche bem fácil. Você pode substituir as sardinhas por arenque defumado.

1 lata de sardinhas conservadas em água (106 g)
2 fatias de pão integral
1 colher de sopa de cebola cortada em rodelas finas
1 colher de sopa de iogurte natural
1 colher de chá rasa de mostarda
½ colher de chá de suco de limão

1. Tire o óleo das sardinhas e amasse-as num recipiente médio.
2. Torre as fatias de pão. Enquanto isso, junte a cebola, o iogurte, a mostarda e o suco de limão com as sardinhas e misture bem.
3. Divida a pasta de sardinha nas duas fatias de pão.

Rende 2 porções.

Sanduíche de Guacamole, Tomate e Queijo Brie

🕒 15 minutos ou menos

Tempo total: 5min
Tempo de preparo: 5min

Depois de mais de nove meses sem comer queijo brie, agora é a hora de eu me mimar um pouco. Se você estiver com pouco tempo, evite o guacamole e use somente algumas fatias de abacate salpicadas com um pouco de sal e pimenta-do-reino moída na hora – fica quase tão gostoso.

2 fatias de pão integral
Guacamole (veja a receita na página 117)
½ tomate, cortado em rodelas finas
100 g de queijo brie fatiado

1. Torre o pão e coloque o guacamole por cima de uma das fatias. Acrescente o tomate fatiado, o queijo e a outra fatia de pão.

Rende 1 porção.

Sanduíche de Guacamole, Tomate e Manjericão da Justine

15 minutos ou menos

Tempo total: 5min
Tempo de preparo: 5min

Minha cunhada, Justine, é uma vegetariana cercada por uma família de ávidos apreciadores de carne. Entretanto, todos ficam felizes quando ela traz estes deliciosos sanduíches feitos com tomates frescos cultivados no jardim. O manjericão picante contrasta com o sabor suave do abacate. Se você não tiver manjericão fresco à mão, substitua-o por molho pesto.

2 fatias de pão integral
1 colher de chá rasa de mostarda
½ tomate, cortado em rodelas finas
¼ de abacate fatiado
4 folhas grandes de manjericão
Sal e pimenta-do-reino moída na hora (opcional)

1. Passe a mostarda em uma fatia de pão. Ponha o tomate, o abacate e o manjericão por cima, e salpique com pimenta e sal. Cubra com a outra fatia de pão.

Rende 1 porção.

Abacates

Os abacates possuem alto teor gordura, mas a maior parte dessa gordura é mono e poli-insaturada, saudável para o coração. Eles também são ricos em vitamina E, ácido fólico, ácido pantotênico, ferro, zinco e fibras.

Sanduíche de Salame, Molho Pesto, Queijo de Cabra e Tomate

15 minutos ou menos

Tempo total: 5min
Tempo de preparo: 5min

Cada pedaço deste sanduíche é uma explosão de sabor. Se você estiver de saída, embrulhe o tomate separadamente e o adicione ao sanduíche somente pouco antes de comê-lo.

2 fatias de pão integral ou 1/3 de pão baguete integral cortado no sentido longitudinal
1 colher de chá rasa de mostarda
2 colheres de queijo de cabra
2 colheres de molho pesto
6 fatias de salame
½ tomate, cortado em rodelas finas

1. Passe a mostarda em uma fatia de pão; cubra a outra fatia com o queijo de cabra. Coloque o molho pesto sobre o queijo e cubra com o salame, o tomate e a outra fatia de pão.

Rende 1 porção.

Sanduíche de Atum com Queijo Derretido

15 minutos ou menos

Tempo total: 10min
Tempo de preparo: 5min
Tempo de cozimento: 5min

Nesta receita a tradicional maionese é substituída por iogurte natural, o que a torna uma refeição light. A pasta de atum também é boa dentro do pão pita com pepino e brotos.

2-4 fatias de pão (use 2 se quiser um sanduíche mais recheado; 4 para um mais fino)
1 lata de atum light (184 g) conservado em água, bem escorrido
1 talo de aipo picado bem fino
1 ½ colher de chá de iogurte natural
1 colher de chá rasa de pasta de curry
1 dente de alho amassado
½ xícara de queijo cheddar ou gouda picado

1. Torre o pão no forno dos dois lados.
2. Enquanto isso junte o atum, o aipo, o iogurte, a pasta de curry e o alho, e misture bem. Passe a mistura no pão torrado e cubra com queijo. Asse até que o queijo esteja borbulhando e o atum esteja quente – por 2-3 minutos. Sirva imediatamente.

Rende 2 porções.

Variações: Você pode substituir o aipo por pimentão amarelo ou adicionar ovos cozidos picados. Também pode usar salmão em lata no lugar de atum.

Massa com Tomate, Manjericão e Queijo Feta

15 minutos ou menos

Tempo total: 15min
Tempo de preparo: 15min

Esta é uma boa receita para um delicioso almoço ou um jantar light, ou até mesmo um acompanhamento. Use os melhores tomates que encontrar; se não tiver manjericão fresco, substitua por ¼ de xícara de salsinha. Você pode aumentar o conteúdo de fibras e proteínas deste prato adicionando feijão-preto cozido. Outros ingredientes saborosos que podem ser adicionados são pignoli e azeitona picada.

450 g de conchiglitte
4 ou 5 tomates médios picados
6 colheres de sopa de azeite
6 folhas de manjericão, bem picadas
1 dente de alho amassado
½ cebola roxa (pequena), cortada em rodelas finas
Sal e pimenta-do-reino moída na hora
1 ½ xícaras de queijo feta picado
2 colheres de sopa de queijo parmesão ralado

1. Numa panela grande com água fervente salgada, cozinhe a massa por 8-10 minutos ou até ficar macia, porém firme; escorra o macarrão e coloque-o de volta na panela.

2. Enquanto isso, num recipiente grande, misture os tomates, o azeite, o manjericão, o alho e a cebola. Tempere com sal e pimenta.

3. Misture o macarrão ainda quente com o molho de tomate, o queijo feta e o parmesão. Sirva quente ou frio.

Rende 4 porções.

30 minutos ou menos

Pizza Rápida

Tempo total: 20min
Tempo de preparo: 5min
Tempo de cozimento: 15min, não requer muita atenção

Esta receita é muito fácil de fazer para o almoço ou um jantar mais leve, e você pode usar todas as sobras que tiver em sua geladeira. Minha combinação favorita é molho pesto, coração de alcachofra e queijo de cabra.

1 disco grande de massa pronta para pizza
½ xícara de molho para pizza ou molho pesto
Ingredientes opcionais:
Anchovas picadas
Corações de anchovas em conserva picados
Pimentão sem sementes, picado
Berinjela cortada em fatias finas
Queijo feta picado
Folhas de manjericão
Queijo de cabra picado
Carne moída magra cozida
Presunto picado
Queijo mussarela ralado
Cogumelos picados e refogados
Azeitonas
Fatias de presunto de Parma
Cebola roxa cortada em rodelas
Espinafre cozido
Tomate cortado em rodelas
Atum fatiado
Abobrinha em fatias finas

1. Preaqueça o forno a 180 °C.

2. Coloque o molho pesto ou o de pizza e os ingredientes de sua preferência sobre a massa. Termine com a mussarela.

3. Asse por 10-15 minutos, até que o queijo esteja derretido.

8

PRATOS PRINCIPAIS

Arroz Frito com Ovos e Ervilhas 131
Salmão au Poivre 132
Salmão ao Molho de Iogurte e Frutas Cítricas 134
Orecchiette de Brócolis e Anchovas 136
Fritada de Aspargos ou Brócolis 138
Fritada de Presunto, Queijo e Cogumelos 140
Fajitas de Carne 142
Refogados de Camarões com Vegetais e Castanha de Caju 144
Pastéis de Frango com Feijão-Preto 146
Sopa de Feijão com Frango e Espinafre 148
Frango com Grão-de-Bico 150
Macarrão Integral com Queijo 152
Penne Fácil e Rápido 154
Penne Mais do Que Fácil 156

Frango ao Forno de Uma Hora para o Jantar 158
Quiche de Salmão e Espinafre 160
Molho para Espaguete do Andrew 162
Sopa de Batata-Doce com Alho e Gengibre 164
Sopa de Lentilha 166
Ensopado de Carne 168

Arroz Frito com Ovos e Ervilhas

15 minutos ou menos

Tempo total: 15min
Tempo de preparo: 5min
Tempo de cozimento: 10min

Esta receita fica melhor com arroz feito na véspera e frio, então faça uma porção extra de arroz no jantar da noite anterior e você irá preparar este prato num piscar de olhos na noite seguinte.

- 4 colheres de sopa de óleo de canola
- 3 ovos levemente batidos
- 3 xícaras de arroz cozido, de preferência frio
- ½ xícara de ervilhas congeladas (descongeladas)
- 1 colher de chá rasa de sal
- ½ xícara de cebolinha verde picadinha
- Molho de pimenta doce (opcional)

1. Aqueça uma panela wok ou uma frigideira grande. Coloque 2 colheres de óleo e reduza o fogo de alto para médio. Adicione os ovos e deixe-os cozinhando por 20 segundos; mexa-os brevemente. Transfira-os para um recipiente.

2. Limpe a frigideira com papel-toalha e coloque-a de volta em fogo alto. Coloque as duas colheres restantes de óleo. Acrescente o arroz e frite por dois minutos. Se o arroz parecer seco, adicione um pouquinho mais de óleo.

3. Acrescente as ervilhas e frite por dois minutos. Junte os ovos que havia reservado e a cebolinha, e mexa levemente. Sirva com molho de pimenta doce caso deseje.

Rende 2 porções.

Salmão au Poivre

30 minutos ou menos

Tempo total: 20min
Tempo de preparo: 5min
Tempo de cozimento: 15min, não requer muita atenção

Esta receita rápida de salmão é deliciosa, principalmente se você usar as postas de salmão mais frescas que encontrar. Sirva com arroz basmati (arroz indiano) e brócolis cozidos no vapor.

2 postas de salmão
Pimenta-do-reino moída na hora
3 colheres de sopa de xerez ou vinho do Porto
3 colheres de sopa de molho shoyo
1 colher de sopa de açúcar mascavo

1. Preaqueça o forno a 230 °C. Lave e seque o salmão. Salpique os dois lados das postas com pimenta-do-reino.
2. Numa forma rasa, onde acomodará as postas em uma só camada, coloque o xerez, o molho shoyo e o açúcar mascavo. Coloque as postas de salmão na forma e vire-as dos dois lados no molho.
3. Asse o salmão por 15 minutos ou até que a pele saia facilmente com um garfo.

Rende 2 porções.

Dica: Essa receita é facilmente adaptada para mais ou menos pessoas. Use somente 1 colher de sopa de xerez e de molho shoyo e uma colher de chá de açúcar mascavo para cada posta, e adicione 1 colher a mais em relação à quantidade de postas dos mesmos ingredientes. Assim, para 4 postas você irá precisar de 5 colheres de sopa de xerez, 5 colheres de sopa de molho shoyo e 5 colheres de chá rasas de açúcar mascavo.

Salmão

O salmão é uma ótima fonte de ômega-3, bem como de vitaminas B6 e B12, niacina e fósforo. Tem baixo teor de gordura saturada e colesterol, e é também uma boa fonte de proteínas. Se possível, utilize o salmão selvagem em vez do de cativeiro.

Salmão ao Molho de Iogurte e Frutas Cítricas

30 minutos ou menos

Tempo total: 25min
Tempo de preparo: 10min
Tempo de cozimento: 15min

Esta deliciosa receita requer iogurte grego, que é mais consistente do que o comum e mais difícil de achar. Se você não tiver a sorte de encontrá-lo, substitua-o pelo iogurte natural. Se tiver tempo, engrosse o iogurte colocando-o numa peneira forrada com um pano de prato bem limpo sobre uma vasilha e deixando coar na geladeira por 1 hora ou mais, descartando o líquido que sair dele. Embora esta receita peça filé de salmão, você pode usar postas, se preferir.

1 filé de salmão (450 g) com pele, desossado, com mais ou menos 2,5 cm de espessura
¾ de colher de chá rasa de sal
¼ de colher de chá rasa de pimenta-do-reino moída na hora
Molho de Iogurte e Frutas Cítricas:
1 xícara de iogurte grego ou iogurte natural de baixa caloria
2 colheres de sopa de azeite de oliva
Raspas de casca de 1 lima-da-pérsia
1 colher de sopa de suco de lima-da-pérsia
½ colher de chá rasa de raspas de casca de laranja
1 colher de chá de suco de laranja
½ colher de chá rasa de sal
½ colher de chá rasa de mel

1. Preaqueça a grelha. Forre uma assadeira com papel-alumínio e unte-a levemente com azeite de oliva.

2. Lave o peixe, seque-o, coloque-o na assadeira com o lado da pele para baixo, salpique sal e pimenta, e grelhe 10 cm acima do fogo em torno de 7 minutos. Cubra o peixe com papel-alumínio e continue grelhando por 7-9 minutos – dependendo do corte do salmão – até que ele esteja cozido.

3. **Molho de Iogurte e Frutas Cítricas:** Enquanto isso, num recipiente pequeno, junte o iogurte, o azeite, as raspas e o suco da lima, as raspas e o suco da laranja, o sal e o mel. Sirva o salmão com o molho separado.

Rende 4 porções.

Dica: Se sobrar molho, saiba que ele fica delicioso com morangos.

30 minutos ou menos

Orecchiette de Brócolis e Anchovas

Tempo total: 25min
Tempo de preparo: 10min
Tempo de cozimento: 15min

Se você não conseguir encontrar orecchiette, substitua-o por penne rigate ou parafuso nesta receita. Todos os ingredientes, exceto os brócolis e o queijo parmesão, podem ser guardados na despensa e usados numa refeição rápida e saborosa nos dias em que você não puder ir ao supermercado. Certifique-se de comprar brócolis com os talos, não só com as flores para este prato, já que os talos serão utilizados no molho.

2 maços grandes de brócolis, incluindo o talo
½ kg de orecchiette
¼ de xícara de azeite de oliva extravirgem
3-6 dentes de alho, descascados e picados
8 filés de anchova
2 pimentas-malaguetas vermelhas secas
¼ de xícara de queijo parmesão ralado
Sal a gosto
Pimenta-do-reino salgada e moída na hora

1. Tire as flores dos maços de brócolis e corte as pontas secas dos talos, descascando-os e cortando-os em fatias finas.
2. Em uma panela grande de água fervendo com sal, cozinhe a massa por 4-6 minutos ou somente até ela começar a amolecer. Acrescente as flores e continue cozinhando por 4 minutos até que a massa fique macia, mas ainda firme.

3. Enquanto isso, em uma frigideira grande, esquente o azeite em fogo baixo. Acrescente o alho, as anchovas e as pimentas-malaguetas; tampe e cozinhe por 8-10 minutos ou até o alho ficar dourado.

4. Escorra bem a massa e os brócolis e acrescente a mistura das anchovas. Acrescente o queijo parmesão, sal e pimenta, e misture bem. Sirva imediatamente.

Rende 4 porções.

Azeite de Oliva

O azeite de oliva é rico em gordura monoinsaturada, contém polifenóis, flavonoides e antioxidantes, além de ter sido relacionado a uma redução do risco de doenças do coração e de certos tipos de câncer. Em vez de apenas adicionar o azeite de oliva à sua dieta, tente substituir outras gorduras, tais como manteiga, por ele.

Fritada de Aspargos ou Brócolis

30 minutos ou menos

Tempo total: 25min
Tempo de preparo: 10min
Tempo de cozimento: 15min

Fritadas são quase tão fáceis de preparar quanto omeletes, mas um pouquinho mais elegantes. Use aspargos nesta receita quando for época e brócolis no resto do ano, ou tente usar uma mistura dos dois.

1 colher de sopa de azeite de oliva
2 xícaras de aspargos descascados e cortados ou de brócolis cortados
1 pimentão vermelho, sem as sementes e cortados em cubos
2 dentes de alho, picados
1 colher de chá rasa de tomilho seco ou 3 colheres de chá de tomilho fresco picado
½ colher de chá rasa de sal
¼ de colher de chá rasa de pimenta-do-reino moída na hora
8 ovos
¼ de xícara de leite desnatado
½ xícara de queijo feta ralado

1. Em uma frigideira de 23 centímetros, esquente o azeite em fogo baixo a médio. Cozinhe os aspargos, a pimenta vermelha, o alho, o tomilho, o sal e o pimentão por 5 minutos, mexendo de vez em quando, até os aspargos começarem a amolecer.

2. Enquanto isso, em uma tigela grande, bata os ovos com o leite. Acrescente à mistura de aspargos e mexa para misturá-las. Diminua o fogo para o mínimo.

3. Salpique o queijo feta por cima e cozinhe sem mexer

por 10 minutos, ou até que as extremidades estejam firmes – com o centro ainda macio. Mantenha no fogo por cerca de um minuto, ou até a parte de cima ficar dourada e firme. Deixe a fritada descansando por 5 minutos antes de cortá-la num prato. Corte em fatias e sirva quente ou em temperatura ambiente.

Rende 4 porções.

Brócolis

Brócolis, um vegetal aparentemente sem atrativos, está cheio de coisas boas tais como cálcio, potássio, ácido fólico, fibras, fitonutrientes, vitaminas A e C, e até um pouco ferro. Ele também oferece muitas possibilidades: experimente-o cozido no vapor ou refogado, em massas ou em sopas.

Fritada de Presunto, Queijo e Cogumelos

30 minutos ou menos

Tempo total: 25min
Tempo de preparo: 10min
Tempo de cozimento: 15min

Sinta-se livre para acrescentar quaisquer restos de vegetais guardados na geladeira que você tiver. Sirva esta fritada com pães integrais crocantes e salada ou vegetais cozidos no vapor para acompanharem a refeição.

1 colher de sopa de azeite de oliva
1 xícara de cogumelos fatiados
½ cebola média picada bem fino
2 dentes de alho picados
8 ovos grandes
1 1/3 de xícara de presunto cozido picado
1 1/3 de xícara de queijo cheddar ralado
Sal a gosto
Pimenta-do-reino moída na hora (opcional)

1. Em uma frigideira de 23 centímetros, esquente uma colher de sopa de azeite em fogo baixo para médio. Acrescente os cogumelos, as cebolas e o alho e cozinhe por 5 minutos ou até a cebola ficar transparente e os cogumelos começarem a dourar.
2. Enquanto isso, em uma tigela grande, bata os ovos e misture com o presunto, com metade do queijo cheddar e sal e pimenta a gosto.
3. Acrescente a mistura das cebolas aos ovos e mexa bem.
4. Coloque a outra colher de sopa de azeite na frigideira e esquente em fogo baixo até esquentar, mas não deixe começar a sair fumaça. Coloque a mistura dos ovos na

frigideira e distribua os ingredientes igualmente. Cozinhe sem mexer por 10 minutos, ou até que as extremidades estejam firmes – com o centro ainda macio.

5. Salpique o restante do queijo sobre a fritada e mantenha no fogo por cerca de dois minutos, ou até a parte de cima ficar dourada e firme. Deixe a fritada descansando por 5 minutos antes de cortá-la num prato. Corte-a em fatias e sirva quente ou em temperatura ambiente.

Rende 4 porções.

Congelamento: Você pode guardar essa fritada na geladeira por até 2 dias e no freezer por até 1 mês.

Fajitas de Carne

30 minutos ou menos

Tempo total: 25min
Tempo de preparo: 10min
Tempo de cozimento: 15min

Este prato fácil é muito saboroso e é sempre um sucesso. Certifique-se de preparar porções extras para sobrar para o dia seguinte.

½ colher de sopa de orégano em pó
½ colher de chá rasa de páprica
½ colher de chá rasa de cominho
1 colher de chá rasa de pimenta-malagueta em pó (opcional)
¼ de colher de chá rasa de pimenta-de-caiena (opcional)
½ colher de chá rasa de pimenta-do-reino moída na hora (opcional)
1 pitada de sal
250 g de filés de lombo cortados em fatias de cerca de 1,5 cm
4 tortilhas de trigo integral
1 colher de sopa de azeite de oliva
1 pimentão verde, vermelho ou amarelo, sem sementes e em tiras
½ cebola roxa fatiada
2 dentes de alho amassados
2 xícaras de alface picada
1 tomate médio em cubos
1 abacate em cubos, ou guacamole (veja a receita na página 117)
½ xícara de cheddar picado
½ xícara de salsinha

1. Em um saco de plástico hermético grande, sacuda o

orégano, a páprica, o cominho, o sal e as pimentas sugeridas, se desejar, para misturar. Acrescente os filés de lombo e agite até que fiquem bem cobertos.

2. Aqueça as tortilhas seguindo as instruções do pacote.

3. Em uma frigideira antiaderente grande esquente o azeite em fogo médio. Acrescente os filés de lombo e cozinhe por cerca de 8 minutos ou até ficarem tostados, mas ainda rosados por dentro. Acrescente o pimentão, a cebola e o alho, e salteie somente até que os vegetais amoleçam – por mais ou menos 5 minutos.

4. Monte as fajitas colocando os bifes dentro das tortilhas e cobrindo com alface, tomate, abacate, queijo cheddar e salsinha. Enrole e sirva.

Rende 4 porções.

Refogado de Camarão com Vegetais e Castanha de Caju

30 minutos ou menos

Tempo total: 30min
Tempo de preparo: 15min
Tempo de cozimento: 15min

Você pode usar qualquer combinação de peixe, vegetais e frutas secas nesta receita. Experimente substituir os aspargos por brócolis, o camarão por halibute e as castanhas de caju por amêndoas.

1 ½ xícara de arroz
1 ½ xícara de espinafre, lavado e seco
2 colheres de sopa de molho de soja
1 colher de sopa de vinagre de vinho tinto
1 colher de chá rasa de raiz de gengibre fresco picada
1 dente de alho, cortado em fatias finas
2 xícaras de flores de brócolis
2 pimentões amarelos ou vermelhos, sem sementes e cortados em tiras
2 cebolinhas verdes, cortadas em pedaços de 2,5 cm
3 colheres de sopa de óleo de canola
1 colher de sopa de óleo de gergelim
½ kg de camarão grande, cru, fresco ou congelado, descascado
½ xícara de castanhas de caju, inteiras ou picadas

1. Cozinhe o arroz seguindo as instruções do pacote.
2. Aqueça uma panela wok ou uma frigideira média em fogo médio. Coloque o espinafre, tampe e cozinhe no vapor até murchar – por 3-4 minutos. Tire o espinafre, esprema bem e reserve.

3. Em uma tigela média, junte o molho de soja, a raiz de gengibre, o vinagre e o alho. Acrescente os brócolis, os pimentões e as cebolinhas e misture bem.

4. Na wok ou frigideira, esquente o óleo de canola e o óleo de gergelim em fogo médio para alto. Acrescente a mistura dos vegetais e refogue por 3-5min, até eles ficarem crocantes-macios. Acrescente os camarões e cozinhe por mais 4-5 minutos, até ficarem rosados.

5. Em tigelas individuais alterne camadas de arroz com camadas de espinafre e depois cubra com a mistura de camarão e salpique a castanha de caju por cima.

Rende 4 porções.

Dica: O camarão congelado não precisa ser completamente descongelado antes de cozinhar, mas cozinhará mais rápido se você lavá-los debaixo de água quente antes de colocá-los na panela.

Castanha de Caju

A castanha de caju possui menos gorduras em geral que a maioria das frutas secas, mas tem um teor mais alto de gordura saturada. Ainda assim, ela é uma boa fonte de proteínas e ácidos graxos insaturados, além de conter as vitaminas B do tipo tiamina, riboflavina, niacina e B6, bem como ferro, magnésio, vitamina E, ácido fólico e cálcio.

Pastéis de Frango com Feijão-Preto

30 minutos ou menos

Tempo total: 30min
Tempo de preparo: 20min
Tempo de cozimento: 10min

Assar os pastéis em vez de fritá-los requererá menos atenção. Sirva-os com guacamole (veja a receita na página 117) ou com fatias de abacate, tomates em rodelas e creme azedo ou iogurte. Se sobrar alguns, use-os para o almoço do dia seguinte. Basta aquecê-los no micro-ondas com papel-alumínio para que não fiquem crocantes demais.

2 ½ xícara de frango picado*
1 xícara de feijão-preto cozido ou enlatado
1 colher de chá rasa de pimenta-malagueta em pó (opcional)
1 colher de chá rasa de sal
½ colher de chá rasa de pimenta-do-reino moída na hora (opcional)
1 colher de café de cominho
½ cebola grande, cortada em rodelas finas
3 dentes de alho, cortados em fatias finas
1 xícara de queijo ralado
2 tortilhas de trigo integral

* Use as sobras de frango de outra receita ou frango assado de padaria.

1. Preaqueça o forno a 200 ºC.
2. Em uma tigela grande, junte o frango, o feijão-preto, ½ colher de chá rasa de sal, ½ colher de chá rasa de pimenta-malagaueta em pó, ½ colher de café de pimenta-do-reino e ½ colher de chá de cominho.

3. Em uma frigideira pequena em fogo médio, salteie a cebola com a outra metade dos mesmos ingredientes por cerca de 6 minutos ou até dourar. Acrescente o alho e cozinhe, mexendo, até começar a cheirar. Acrescente à mistura de frango juntamente com o queijo e agite até tudo ficar bem misturado.

4. Coloque cerca de ½ xícara da mistura de frango na metade de cada tortilha, feche e coloque numa assadeira antiaderente de 23 cm X 33 cm. Asse por cerca de 10 minutos ou até aquecer. Passados 5 minutos, vire os pastéis.

Rende 4 porções.

Variação: Em vez de usar feijão-preto, substitua-o por uma xícara de grãos-de-bico cozidos ou enlatados misturados com 1 colher de sopa de azeite de oliva num liquidificador ou multiprocessador.

Sopa de Feijão com Frango e Espinafre

45 minutos ou menos

Tempo total: 35min

Tempo de preparo: 15min

Tempo de cozimento: 20 minutos, requer pouca atenção

Esta sopa forte é rica em proteínas e fibras e tem baixo teor de gordura. Poupe tempo pedindo ao açougueiro para cortar o frango para você e comprando espinafre pré-lavado.

1 colher de sopa de azeite de oliva
2 dentes de alho picados
1 colher de sopa de raiz de gengibre fresco picada
2 peitos de frango desossados e sem a pele cortados em fatias de 2,5 cm
2 cenouras descascadas e fatiadas
1 batata-doce descascada e cortada em cubos de 2,5 cm
284 ml de caldo de galinha com baixo teor de sódio
284 ml de água
3 ½ xícara de espinafre
540 g de feijão-verde, fradinho ou grãos-de-bico, escorridos e limpos
½ colher de chá rasa de pimenta-do-reino moída na hora (opcional)

1. Em uma caçarola grande, esquente o azeite em fogo médio para alto. Acrescente o alho e a raiz de gengibre e salteie por 1 minuto. Coloque o frango e salteie até que ele não esteja mais rosado. Adicione a cenoura, a batata-doce, o caldo de galinha e a água, e deixe cozinhar. Diminua o fogo,

tampe a panela e ferva em fogo brando por 20 minutos, ou até que a cenoura e a batata-doce amoleçam.

2. Misture o espinafre, o feijão e a pimenta a gosto. Aqueça e sirva.

Rende 4 porções.

Congelamento: Esta sopa pode ser guardada na geladeira em um recipiente bem vedado por até 3 dias e no freezer por até 4 meses.

Batata-Doce

A batata-doce é rica em betacaroteno, que pode ajudar a reduzir o ritmo do processo de envelhecimento e o risco de alguns tipos de câncer, além de ser uma boa fonte de fibras, vitaminas B6, C, E, ácido fólico e potássio. Se possível, coma a batata-doce com a casca, já que é nela que se encontra grande parte dos seus benefícios.

Frango com Grão-de-Bico

60 minutos ou menos

Tempo total: 50min
Tempo de preparo: 20min
Tempo de cozimento: 30min, requer pouca atenção

A combinação do frango com grãos-de-bico é um prato gostoso e descomplicado. Ele pode ser deixado para ferver em fogo brando por um período de 20 minutos a 1 hora, permitindo que você fique com seu bebê quando ele não dormir ou tiver começado uma maratona de mamadas.

2 colheres de sopa de óleo de canola
1 xícara de cebolas cortadas em cubos
2 xícaras de cogumelos picados
1 xícara de pimentão verde cortado em cubos
1 xícara de cenouras cortadas em cubos
4 dentes de alho picados
350 g de peito de frango desossado e sem a pele
(aproximadamente 3 peitos) cortados em fatias de 2,5 cm.
¼ de xícara de maisena
1 lata (680 ml) de molho de tomate
1 lata (540 g/560 ml) de grãos-de-bico brancos,
escorridos e limpos
1 xícara de caldo de galinha
1 colher de sopa de manjericão fresco picado
2 colheres de chá de pimenta-malagueta em pó (opcional)
1 colher de chá rasa de orégano seco
1 colher de chá rasa de cominho em pó
Pimenta-de-caiena a gosto
⅓ de xícara de coentro fresco picado ou salsa
6 colheres de sopa de queijo ralado

1. Em uma frigideira antiaderente grande, esquente o óleo em fogo médio. Coloque a cebola e salteie por 5 minutos ou até dourar. Acrescente os cogumelos, o pimentão, a cenoura e o alho e cozinhe, mexendo constantemente, por 10 minutos, ou até os vegetais começarem a amolecer e os cogumelos começarem a ficar tostados.

2. Coloque o frango e a maisena num saco plástico grande, feche e agite até cobrir o frango (isso o manterá úmido). Junte o frango e os vegetais e cozinhe por 5 minutos, mexendo constantemente ou até que o frango não esteja mais rosado por dentro.

3. Acrescente o molho de tomate, os grãos-de-bico, o caldo de galinha, o manjericão, o orégano, o cominho, a pimenta-de-caiena e a pimenta-malagueta em pó a gosto, caso deseje, e deixe ferver. Diminua o fogo, tampe e ferva em fogo brando por no mínimo 20 minutos e no máximo 1 hora. (Quanto mais tempo ferver, mais gostoso ficará.)

4. Sirva-o salpicado com queijo ralado e coentro fresco.

Rende de 4 a 6 porções.

Congelamento: Esta receita pode ser dobrada e você pode guardá-la na geladeira em um recipiente bem vedado por até 4 dias, ou no freezer por até 3 meses.

Macarrão Integral com Queijo

60 minutos ou menos

Tempo total: 50min

Tempo de preparo: 20min

Tempo de cozimento: 30min, requer pouca atenção

É verdade, você poderia simplesmente preparar a versão da caixa do macarrão com queijo, mas essa versão caseira é muito melhor em termos de sabor e nutrição. Além disso, prepará-la não dá muito trabalho. Faça grandes quantidades e congele em porções para o jantar a fim de ter uma refeição rápida e fácil disponível.

- 2 xícaras de macarrão integral
- 3 colheres de chá de manteiga
- 1 cebola média cortada em cubos
- 1/3 de xícara de farinha de trigo
- 3 xícaras de leite desnatado
- 2 xícaras de queijo cheddar ralado
- 1 colher de sopa de mostarda
- 2 fatias de pão integral
- 2 colheres de sopa de queijo parmesão (opcional)

1. Em uma panela grande de água salgada fervente, cozinhe o macarrão por 8-10 minutos ou até ficar mole – mas ainda firme; escorra bem e coloque-o de volta na panela.

2. Enquanto isso, preaqueça o forno a 180 ºC. Unte um pirex de 23 cm X 33 cm com manteiga.

3. Em uma caçarola grande, derreta 2 colheres de manteiga em fogo médio para alto. Acrescente as cebolas e salteie por quatro minutos, ou até elas amolecerem. Salpique farinha sobre as cebolas e cozinhe, misturando,

por 30 minutos, ou até que a farinha esteja levemente tostada. Misture com o leite. Ponha para ferver e cozinhe por 5 minutos.

4. Tire do fogo e acrescente o queijo cheddar e a mostarda e mexa até ficar liso.

5. Junte o molho de queijo com o macarrão cozido, mexendo para misturar. Coloque a mistura no pirex.

6. Coloque o pão na tigela de um multiprocessador e processe até obter farelos bem finos.

7. Em uma caçarola pequena derreta a outra colher de sopa de manteiga e junte com os farelos de pão juntamente ao queijo parmesão, caso opte por utilizá-lo. Sacuda a mistura e coloque-a sobre o macarrão.

8. Asse com o pirex descoberto durante 30-40 minutos (Para as porções que você vai congelar, pule essa etapa, bastando descongelar e cozinhar antes de servir.)

Rende 4 porções.

Congelamento: Esta receita pode ser dobrada. Prepare-a até o 7º passo, depois guarde-a bem vedada na geladeira por até 3 dias, ou no freezer por até 3 meses.

Variações: Se você tiver alguma sobra de presunto, acrescente 1 xícara de presunto cortado em cubos juntamente com o cheddar no 4º passo. Outra opção é acrescentar uma xícara de ervilhas congeladas.

60 minutos ou menos

Penne Rápido e Fácil

Tempo total: 55min
Tempo de preparo: 25min
Tempo de cozimento: 30min, requer pouca atenção

Apelidada de "Lasanha Preguiçosa" pelos provadores, este prato de massa é vegetariano, cheio de vegetais frescos.

4 xícaras de penne
1 colher de sopa de azeite de oliva
2 xícaras de brócolis picado
1 xícara de cenouras cortadas em rodelas
1 xícara de pimentão verde sem sementes e picado
½ xícara de cogumelos fatiados
4 dentes de alho, picados
4 tomates grandes ou 5 médios picados
2 colheres de sopa de manjericão fresco picado ou 2 colheres de chá de manjericão seco
2 colheres de chá de orégano seco
1 colher de chá rasa de pimenta-do-reino moída na hora
1 ½ xícara de queijo mussarela ralado
1 xícara de queijo parmesão

1. Preaqueça o forno a 190 ºC. Unte levemente um pirex de 23 cm X 33 cm com manteiga.

2. Em uma panela grande de água salgada fervente, cozinhe o macarrão por 8-10 minutos, ou até amolecer. Escorra bem e coloque-o de volta na panela.

3. Enquanto isso, em uma frigideira antiaderente grande, esquente o azeite em fogo médio. Acrescente o brócolis, a cenoura e o pimentão e salteie até que amoleçam – por cerca de 5 minutos. Acrescente os cogumelos e o alho, e cozinhe por mais 5 minutos.

4. Acrescente os tomates, o manjericão, o orégano e a pimenta à mistura dos vegetais e diminua o fogo. Cozinhe em fogo brando por 3-5 minutos.

5. Transfira a mistura dos vegetais para uma tigela grande, acrescente a massa cozida e escorrida e 1 xícara de queijo mussarela; agite levemente para misturar. Coloque a mistura da massa no pirex e salpique com o parmesão e o restante da mussarela. Cubra o pirex com uma tampa ou papel-alumínio e asse por outros 15 minutos, ou até que a massa esteja dourada e borbulhando.

Rende 4 porções.

Congelamento: Esta receita pode ser preparada numa noite e colocada no forno para o jantar da noite seguinte. Ela pode ser facilmente dobrada e guardada bem vedada na geladeira por até 3 dias, ou no freezer por até 3 meses.

Penne Mais do que Fácil

(45 minutos ou menos)

Tempo total: 40min
Tempo de preparo: 10min
Tempo de cozimento: 30min, requer pouca atenção

Se você abasteceu bem a despensa, pode preparar este prato sem ir ao supermercado. Se tiver vegetais ou legumes frescos à mão, sirva com salada ou brócolis cozido no vapor para completar a refeição.

3 xícaras de penne
750 g de um molho para massa alla marinara da sua escolha, ou
3 xícaras do molho para espaguete do Andrew (veja a receita na página 162)
1 xícara de ricota
1 colher de sopa de manjericão fresco picado ou
1 colher de chá de manjericão seco
Sal a gosto
Pimenta-do-reino moída na hora (opcional)
1 ½ xícara de queijo mussarela ralado

1. Preaqueça o forno a 180 ºC. Unte levemente um pirex de 23 cm X 23 cm com manteiga.

2. Em uma panela grande de água salgada fervente, cozinhe o macarrão por 8-10 minutos, ou até ficar mole – mas ainda firme. Escorra bem e coloque de volta na panela por quatro minutos.

3. Enquanto isso, em uma tigela grande, junte 2 xícaras de molho para massa, a ricota e o manjericão; tempere com sal e pimenta.

4. Junte a massa cozida e escorrida com a mistura do molho para massa e agite levemente para misturar. Espalhe

½ xícara do restante do molho para massa no pirex. Coloque a mistura da massa no pirex e coloque por cima a outra ½ xícara de molho para massa. Salpique com queijo mussarela.

5. Cubra o pirex com a tampa ou papel-alumínio e asse por 15 minutos. Descubra e asse por mais 15 minutos, ou até que a massa esteja dourada e borbulhando.

Rende 4 porções.

Congelamento: Esta receita pode ser dobrada e guardada bem vedada na geladeira por até 3 dias, ou no freezer por até 3 meses.

90 minutos ou menos

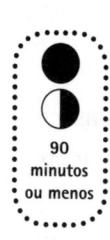

Frango ao Forno de Uma Hora para o Jantar

Tempo total: 1h15min
Tempo de preparo: 15min
Tempo de cozimento: 1h, requer pouca atenção

Embora este prato tenha que ficar no forno por cerca de 1 hora, ele pode ser montado em poucos minutos, sobrando tempo para colocar a roupa para lavar, esvaziar o lava-louças, espanar os coelhinhos empoeirados, levar seu bebê ao parque, fazer uns telefonemas, ou apenas sentar com o seu bebê e observar o mundo girar.

2 colheres de sopa de manteiga sem sal
8 coxas de frango desossadas, sem pele e lavadas – dê alguns tapinhas leves para secá-las
½ xícara de molho de soja
½ xícara de xerez seco
2 dentes de alho picados
1 colher de sopa de raiz de gengibre ralada
2 colheres de chá de açúcar mascavo
3 batatas-doces médias, com casca e cortadas pela metade no sentido longitudinal
1 xícara de arroz
2 xícaras de água ou caldo de galinha com baixo teor de sódio
¼ de xícara de ervilhas congeladas
1 colher de sopa de sementes de gergelim (opcional)
1 brócolis ninja pequeno, cortado em flores

1. Preaqueça o forno a 180 ºC. Coloque manteiga numa assadeira de 23 cm X 28 cm e leve ao forno até a manteiga derreter.

2. Enquanto isso, num pirex de 23 cm X 33 cm, junte o molho de soja com o xerez, o alho e a raiz de gengibre. Adicione as coxas de frango numa única camada e vire-as para cobrir. Cubra com a tampa ou papel-alumínio.

3. Retire a assadeira do forno e acrescente o açúcar mascavo, mexendo para misturar. Coloque as batatas doces na panela numa única camada, com o lado do corte para baixo.

4. Lave o arroz e coloque num pirex pequeno. Acrescente água e as ervilhas. Cubra com a tampa ou papel-alumínio.

5. Coloque o pirex do frango, o pirex do arroz e as batatas doces no forno e asse por 50 minutos. Vire o frango e salpique com as sementes de gergelim. Asse tudo por mais 10 minutos.

6. Cozinhe o brócolis no vapor enquanto o frango termina de cozinhar.

Rende 4 porções.

Dica: Faça uma quantidade extra de arroz para esse jantar e use-a para fazer Arroz Frito com Ovos e Ervilhas (veja a receita na página 131) na noite seguinte.

Quiche de Salmão e Espinafre

90 minutos ou menos

Tempo total: 1h20min
Tempo de preparo: 20min
Tempo de cozimento: 1h

Esta receita é tão fácil, tão rápida de preparar e tão deliciosa que é uma das que mais usamos na nossa casa. Nós a preparamos na esperança de que os benefícios do salmão, dos ovos e do espinafre sirvam para compensar os efeitos menos saudáveis do creme e da massa de torta. Nós nunca preparamos menos de dois quiches – é por isso que esta receita é justamente para dois – e frequentemente preparamos quatro. Se sobrar alguma coisa, essas sobras são ótimas para comer no almoço ou no café da manhã. Esta receita é para dois quiches enquanto o bebê estiver dormindo seu sono vespertino: uma para o jantar e outra para o freezer.

- 2 massas para torta de 23 cm.
- 4 ovos grandes
- 2 xícaras de creme de leite
- Pimenta-do-reino moída na hora (opcional)
- 2 latas (215 g/222 ml cada) de salmão selvagem, sem espinhas e sem pele, escorrido
- 2 xícaras de queijo cheddar ralado
- 2 xícaras de espinafre fatiado
- 10 folhas de manjericão fresco picado
- ¼ de xícara de queijo parmesão ralado (opcional)

1. Preaqueça o forno a 190 ºC. Asse as massas para torta por 10 minutos. Retire do fogo e reduza a temperatura para 180 ºC.
2. Enquanto isso, bata juntos os ovos, o creme e a pimenta.

3. Em cada massa, coloque 1 lata de salmão, 1 xícara de queijo cheddar, 1 xícara de espinafre e metade do manjericão. Coloque metade da mistura dos ovos sobre cada massa e salpique o queijo parmesão por cima caso opte por utilizá-lo. Asse por 55-65 minutos. Deixar descansar por 5 minutos antes de servir.

Rende de 6 a 8 porções.

Congelamento: Esta receita pode ser dobrada. Ela pode ser guardada na geladeira em um recipiente bem vedado por até dois dias e no freezer por até um mês.

Ovos

Os ovos, ao que parece, foram injustamente acusados. Pesquisas recentes mostram que a quantidade de gorduras totais e saturadas que ingerimos tem mais influência na nossa taxa de colesterol que o colesterol alimentar. Os ovos são uma ótima fonte de proteínas, e contêm vitamina B12, riboflavina, vitamina D, ácido fólico e ferro.

Molho para Espaguete do Andrew

90 minutos ou menos

Tempo total: 1h20min
Tempo de preparo: 20min
Tempo de cozimento: 1h, requer pouca atenção

Meu marido, Andrew – que é um cozinheiro determinado, mas inexperiente – tem orgulho (e com razão) do seu molho para espaguete, que aprimorou ao longo dos anos. Fim de semana sim, fim de semana não, ele prepara uma boa quantidade, e nós o utilizamos para fazer tudo, da lasanha ao Penne Mais do que Fácil (veja receita na página 156).

1 colher de sopa de azeite de oliva
3 cenouras grandes cortadas em rodelas
3 talos de aipo cortados em fatias finas
½ cebola pequena bem picada
85-150 g (aprox.) de bacon
3 dentes de alho picados
450 g de carne moída bem magra
6-10 cogumelos fatiados
½ xícara de vinho tinto (opcional)
3 latas (680 ml) de molho de tomate
2 colheres de chá de molho inglês
10 folhas de manjericão fresco, picado, ou 2 colheres de chá de manjericão seco
1 colher de chá rasa de orégano
1 colher de chá rasa de sálvia
1 colher de chá rasa de pimenta-de-caiena (opcional)
2 folhas de louro
Sal e pimenta-do-reino moída na hora

1. Em uma panela grande, esquente o azeite em fogo médio para alto. Acrescente as cenouras, o aipo, a cebola, o bacon e o alho, e cozinhe por 10 minutos ou até que os vegetais amoleçam. Retire os vegetais e reserve.

2. Coloque a panela novamente em fogo médio para alto e acrescente a carne moída. Cozinhe, mexendo de vez em quando, até tostar. Escorra a gordura e acrescente os cogumelos e o vinho, se optar por utilizá-lo; cozinhe por mais 5 minutos, mexendo de vez em quando, até que o vinho tenha evaporado um pouco.

3. Acrescente os vegetais cozidos que você reservou, o molho de tomate, o manjericão, o orégano, a sálvia, a pimenta-de-caiena, as folhas de louro e o sal; ponha para cozinhar, diminua o fogo e deixe ferver em fogo brando, com a panela destampada, por pelo menos 1 hora, mexendo de vez em quando.

Rende de 6 a 8 porções.

Congelamento: Esta receita pode ser dobrada, e você pode guardá-la na geladeira em um recipiente bem vedado por até 3 dias e no freezer por até 3 meses.

Ervas Frescas

Algumas ervas – por exemplo, o manjericão – são tão melhores frescas que não parece haver razão para usá-las secas. Se uma receita pede ervas secas, você pode substituí-las por frescas, usando três vezes mais a quantidade pedida. Por exemplo, em vez de acrescentar 1 colher de sobremesa de manjericão ou tomilho secos, acrescente 1 colher de sopa do fresco.

Sopa de Batata-Doce com Alho e Gengibre

90 minutos ou menos

Tempo total: 1h25min

Tempo de preparo: 25min

Tempo de cozimento: 1h, requer pouca atenção

Uma ótima variação para a famosa sopa de cenoura com gengibre. Esta receita rende uma grande porção e pode ser congelada; ter essa sopa pronta pode salvá-la quando você simplesmente não tiver tempo ou energia para cozinhar.

1 colher de sopa de óleo de canola

6 batatas-doces grandes, cortadas pela metade no sentido longitudinal

7 dentes de alho, com casca

3 fatias de gengibre descascado

6 xícaras de caldo de galinha, se possível com baixo teor de sódio

1 ou 2 xícaras de água

1. Preaqueça o forno a 180 ºC. Coloque o óleo numa assadeira e aqueça até ficar quente.

2. Esfregue o lado do corte das batatas-doces no óleo quente e coloque-as na assadeira com o lado do corte para baixo. Pique o alho e o gengibre colocando-os por cima das batatas-doces e asse, com a assadeira descoberta, por 45-60 minutos, ou até que as batatas amoleçam.

3. Raspe a polpa das cascas de batata e coloque-a numa tigela no multiprocessador ou liquidificador. Aperte o alho para fazer sair a casca e junte-o com a polpa da batata-doce. Acrescente o gengibre e bata (ou processe), adicionando o caldo de galinha necessário para fazer um purê. Dependendo do tamanho do seu multiprocessador ou liquidificador, talvez seja mais fácil fazer isso por partes.

4. Coloque o purê de batata-doce numa caçarola grande. Acrescente o caldo de galinha restante e a quantidade necessária de água para obter a consistência desejada; cozinhe em fogo médio a baixo até que todo o purê tenha sido aquecido, mexendo sempre para evitar que a sopa grude no fundo da panela. Sirva com uma boa quantidade de creme azedo ou iogurte por cima.

Rende 8 porções.

Congelamento: Esta sopa pode ser guardada na geladeira em um recipiente bem vedado por até 3 dias e no freezer por até 4 meses.

Sopa de Lentilha

90 minutos ou menos

Tempo total: 1h30min
Tempo de preparo: 20min
Tempo de cozimento: 1-2h, requer pouca atenção

A lentilha é rica em fibras alimentares e uma fonte excelente de vitaminas B e proteínas. Ela também absorve imediatamente uma grande quantidade de sabores, e, em comparação a outros legumes secos, é relativamente rápida e fácil de ser preparada. Esta sopa é apenas uma das formas de saborear a lentilha e pode muito bem se tornar uma de suas receitas favoritas. Servida com alguns pães integrais crocantes, constitui uma refeição energética por si só.

1 ½ xícara de lentilhas lavadas
6 xícaras de água
1 colher de chá de sal
3 batatas médias, descascadas e cortadas
2 xícaras de aipo picado
1 cebola grande bem picada
1 pimentão verde sem sementes e cortado em cubos
1 xícara de cenouras fatiadas
1 lata (790 g/796 ml) de tomates em cubos ou amassados
2 dentes de alho
2 colheres de sopa de azeite de oliva
1 folha de louro
Sal a gosto
Pimenta-do-reino moída na hora (opcional)
Vinagre tinto ou balsâmico (opcional)

1. Em uma panela grande, junte as lentilhas, a água e o sal em fogo alto. Coloque para ferver, diminua o fogo e deixe ferver em fogo brando por 20 minutos, enquanto você lava e corta os vegetais.

2. Acrescente às lentilhas: as batatas, o aipo, a cebola, o pimentão verde, as cenouras, o tomate, o alho, o azeite de oliva, a folha de louro, e sal e pimenta-do-reino a gosto, caso deseje. Coloque para ferver, diminua o fogo e deixe ferver em fogo brando com a panela destampada, mexendo de vez em quando, por 1-2 horas. Se a sopa começar a engrossar muito, acrescente mais água.

3. Ajuste os temperos de acordo com a sua preferência e sirva a sopa quente, pingando um pouco de vinho tinto ou vinagre balsâmico por cima.

Rende 8 porções.

Congelamento: Esta receita pode ser guardada na geladeira em um recipiente bem vedado por até 3 dias e no freezer por até 4 meses.

> **Lentilhas**
>
> A lentilha possui baixo teor de gordura e calorias, e é rica em proteínas, fibras e ácido fólico, além de ser uma fonte de ferro, fósforo, zinco e magnésio. A lentilha é o legume mais rápido de cozinhar e pode ser utilizada em saladas, sopas, ensopados e no arroz.

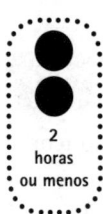

Ensopado de Carne

2 horas ou menos

Tempo total: 2h
Tempo de preparo: 20min
Tempo de cozimento: 1-1h30min, requer pouca atenção

Este ensopado leva um bom tempo para cozinhar, mas a partir do momento em que começa a ferver em fogo brando não requer a sua atenção até você estar pronta para comê-lo. É uma refeição saudável e deliciosa para as noites frias de inverno. Sirva-a com um pão de fôrma crocante e uma salada, se estiver com muito apetite. Esta receita deve render o bastante para dois jantares, o que é sempre um lucro.

2 colheres de sopa de azeite de oliva
2 cebolas médias picadas grosseiramente
2 colheres de sopa de farinha de trigo
3 xícaras de caldo de galinha, de carne ou de vegetais
900 g a 1 ½ kg de carne para ensopar cortada em fatias de 2,5 cm
½ xícara de cevada em grão, lavada
1 folha de louro
1 colher de chá de folhas de tomilho fresco ou ⅓ de colher de chá de tomilho seco
4 batatas grandes ou 5 médias descascadas e cortadas em pedaços de 2,5 cm
4 cenouras grandes descascadas e fatiadas
2 alhos-poró, lavados e picados, só a parte branca (opcional)
8 dentes de alho descascados (opcional)
1 xícara de ervilhas frescas ou congeladas
1 dente de alho picado
Sal a gosto
Pimenta-do-reino moída na hora (opcional)

1. Em uma panela grande e pesada, esquente o óleo em fogo médio a alto. Acrescente as cebolas, mexendo sempre, por 7 minutos ou até elas amolecerem. Salpique farinha sobre as cebolas e cozinhe, mexendo, por dois minutos, ou até que a farinha fique levemente tostada.

2. Acrescente o caldo, mexendo para misturar. Acrescente a carne, a cevada, a folha de louro e o tomilho e coloque para cozinhar. Diminua o fogo, tampe e ferva em fogo brando por 30 minutos. O ensopado deve ficar bem ralo; caso contrário, acrescente mais caldo ou água.

3. Enquanto isso, corte os vegetais restantes. Acrescente as batatas, as cenouras, o alho-poró e o alho, se optar por utilizá-los, e coloque novamente para cozinhar. Diminua o fogo, tampe e ferva em fogo brando por 30-60 minutos, ou até que a carne e os vegetais amoleçam.

4. Acrescente as ervilhas e o alho picado e ferva em fogo brando, com a panela destampada, por alguns minutos até o ensopado absorver o sabor do alho e as ervilhas ficarem aquecidas. Tempere com sal e pimenta a gosto, caso deseje.

Rende de 6 a 8 porções.

Congelamento: Esta receita pode ser dobrada, e você pode guardá-la na geladeira em um recipiente bem vedado por até 4 dias e no freezer por até 3 meses.

AGRADECIMENTOS

Se é "tarefa de uma aldeia" criar uma criança, então é necessário uma metrópole para ajudar alguém a escrever um livro quando se está criando uma criança e se está grávida de outra. São tantas as pessoas sem as quais este livro nunca teria sido escrito: meu marido, Andrew, que me substituiu em muitos momentos; minha mãe, Anne, ela mesma uma escritora, que não apenas me ajudou a dar início a este projeto, mas também me ajudou com Madeleine; meu pai, Dirk, que assumiu o papel de chofer; minha irmã, Nadaleen, por ser a melhor tia-babá; meus editores Tanya Trafford e Stacey Cameron – Tanya por ter acreditado na ideia e Stacey por ter possibilitado que ela alcançasse a linha de chegada; todas as minhas amigas, que contribuíram com histórias, receitas, ideias e apoio, e que testaram as receitas e me deixaram falar – obrigada a Andrea, Angela, Ann, Anne, Becky, Chantelle, Ellen, Emma, Gwen, Heidi, Helen, Janet, Julie, Justine, Kylie, Megan, Melodie, Naomi, Tanya, Tiffany, Tina e Victoria; à vovó B. e ao vovô Dave pelos fins de semana em Nanaimo; e a Laurie Bailley, Margot Davidson, Noony Paletta e Diana Streele por suas opiniões e por me deixarem usar suas ideias. E, finalmente, obrigada a Madeleine e Lucy – este livro nunca teria sido escrito se vocês não dormissem tão bem!

ÍNDICE REMISSIVO – RECEITAS

Abacate
   Guacamole, 109
   Sanduíche de Guacamole, Tomate e Manjericão da Justine, 114
   Sanduíche de Guacamole, Tomate e Queijo Brie, 113
Alho
   Sopa de Batata-Doce com Alho e Gengibre, 158
   Pasta de Alho e Nozes, 108
Almoço. *Veja* Refeições rápidas
Amêndoas
   Barras Energéticas da Eva, 92
Andrew, Molho para Espaguete do, 156
Arroz
   Arroz Frito com Ovos e Ervilhas, 123
   Frango ao Forno de Uma Hora para o Jantar, 152
Arroz Frito com Ovos e Ervilhas, 123
Atum, Sanduíche com Queijo Derretido, 116
Aveia
   Mais que Aveia, 88
   Barras Energéticas da Eva, 92
   Muffins de Frutas, 98
   Panquecas de Aveia, 90
   Muffins de Blueberry (Mirtilo) e Três Grãos, 100
Aveia em flocos
   Muffins de Blueberry (Mirtilo) e Três Grãos, 100

Banana
   Barras de Cenoura para o Café da Manhã, 102
   muffins, 95 (variação)
   Pão de Banana da Diane, 104
   Vitamina Básica, 86
   Vitamina de Pasta de Frutas Secas, 87
Barras
   Barras de Cenoura para o Café da Manhã, 102
   Barras Energéticas da Eva, 92
Barras Energéticas da Eva, 92
Básica, Vitamina, 86
Batatas
   Ensopado de Carne, 162
Batata-doce
   Frango ao Forno de Uma Hora para o Jantar, 152
   Sopa de Batata Doce com Alho e Gengibre, 158
Blueberries
   Muffins de Limão e Blueberry (Mirtilo), 94
   Muffins de Blueberry (Mirtilo) e Três Grãos, 100
Brie
   Sanduíche de Guacamole, Tomate e Queijo Brie, 113
Brócolis
   Fritada de Aspargos ou Brócolis, 130
   Orecchiette de Brócolis e Anchovas, 128
   Penne Fácil e Rápido, 148

Café da Manhã e Lanches. *Veja* lista de receitas, 85
Camarões
   Refogado de Camarões com Vegetais e Castanha de Caju, 136
Carne
   Fajitas de Carne, 134
   Ensopado de Carne, 162
Carne, Ensopado, 162
Castanha de Caju
Cenoura

Ensopado de Carne, 162
Barras de Cenoura para o Café da Manhã, 102
Muffins de Cenoura e Passas, 96
Penne Fácil e Rápido, 148
Cheddar
  Macarrão Integral com Queijo, 146
  Fritada de Presunto, Queijo e Cogumelos, 132
  Sanduíche de Atum com Queijo Derretido, 116
Cogumelos
  Fritada de Presunto, Queijo e Cogumelos, 132

Damascos, desidratados
  Barras Energéticas da Eva, 92
  Muffins de Frutas, 68

Ervilhas
  Arroz Frito com Ovos e Ervilhas, 123
  Macarrão Integral com Queijo, 146
  Espaguete, Molho do Andrew para, 156
Espinafre
  Quiche de Salmão e Espinafre, 154
  Sopa de Feijão com Frango e Espinafre, 140

Farelo
  Muffins de Blueberry (Mirtilo) e Três Grãos, 100
  Muffins de Cenoura e Passas, 96
Feijão
  homus de feijão-preto, 111 (variação)
  Pastéis de Frango com Feijão-Preto, 138
  Sopa de Feijão com Frango e Espinafre, 140
Feta
  Macarrão com Tomate, Manjericão e Queijo Feta, 117
Filés de Anchova
Framboesa
  muffins de três grãos, 101 (variação)
Frango
  Frango ao Forno de Uma Hora para o Jantar, 152
  Pastéis de Frango com Feijão-Preto, 138
  Sopa de Feijão com Frango e Espinafre, 140
Frango com grão-de-bico, 144
Fritada de Aspargos ou Brócolis, 130
Frutas. *Veja também* Frutas Específicas
  Muffins de Frutas, 98
Frutas Secas. *Veja também* Amêndoas; Amendoim
  Vitamina de Pasta de Frutas Secas, 87

Gengibre
  Sopa de Batata-Doce com Alho e Gengibre, 158
Grãos-de-bico
  pastéis de frango com feijão-preto, 139 (variação)
  Homus da Tina, 110
Guacamole, 109
  Guacamole, Tomate e Queijo Brie, Sanduíche, 113
  Guacamole, Tomate e Manjericão da Justine, Sanduíche, 114

Homus
  Homus da Tina, 110
  homus de feijão-preto, 111 (variação)

Iogurte
  Frutas com Pasta de Iogurte e Mel, 64
  Salmão ao Molho de Iogurte e Frutas Cítricas, 126
  Vitamina Básica, 86
  Vitamina de Pasta de Frutas Secas, 87
Iogurte e Frutas Cítricas, Molho de, 126

Lentilha, Sopa, 160

Macarrão com Queijo
Manjericão
  Sanduíche de Guacamole, Tomate e Manjericão da Justine, 114
Massa. *Veja também* Penne

Arroz Frito com Ovos e Ervilhas, 123
Macarrão Integral com Queijo, 146
Molho para Espaguete do Andrew, 156
Molhos
    Salmão ao Molho de Iogurte e Frutas Cítricas, 126
Molhos para Sanduíche
    Guacamole, 109
    Homus da Tina, 110
Muffins
    banana e canela, 95 (variação)
    Muffins de Blueberry (Mirtilo) e Três Grãos, 100
    Muffins de Cenoura e Passas, 96
    muffins de framboesa e três grãos, 109 (variação)
    Muffins de Frutas, 98
    Muffins de Limão e Blueberry (Mirtilo), 94

Nachos, de baixa caloria, 63
Nozes
    Pasta de Alho e Nozes, 108

Orecchiette de Brócolis e Anchovas, 128
Ovos
    Arroz Frito com Ovos e Ervilhas, 123
    Fritada de Aspargos ou Brócolis, 130
    Fritada de Presunto, Queijo e Cogumelos, 132
    Quiche de Salmão e Espinafre, 154

Pães, rápidos. *Veja também* Muffins
    Pão de Banana da Diane, 104
Pão de Banana da Diane, 104
Panquecas
    Panquecas de Aveia, 90
    Panquecas de Queijo Cottage, 89
Panquecas de Queijo Cottage, 89
Passas
    Muffins de Cenoura e Passas, 96
    Muffins de Frutas, 98
Pastas

Guacamole, 109
Homus da Tina, 110
Pasta de Alho e Nozes, 108
Pasta de Iogurte e Mel, 64
Salmão ao Molho de Iogurte e Frutas Cítricas, 126, 127 (dica)
Pastéis, 63
Pastéis de Frango com Feijão-Preto, 138
Peixes. *Veja também* Salmão
    Orecchiette de Brócolis e Anchovas, 128
    Sanduíche Aberto de Sardinha, 112
    Sanduíche de Atum com Queijo Derretido, 116
Penne
    Penne Fácil e Rápido, 148
    Penne Mais do Que Fácil, 150
Pesto
    Sanduíche de Salame, Molho Pesto, Queijo de Cabra e Tomate, 115
Pimentão
    Penne Rápido e Fácil, 148
Pizza Rápida, 118
Pratos principais. *Veja* lista de receitas, 121-22
Presunto
    Fritada de Presunto, Queijo e Cogumelos, 132
    macarrão integral com queijo, 147 (variação)

Queijo, *Veja* Brie; Cheddar; Cottage; Feta; Queijo de Cabra; Ricota
Queijo de Cabra
    Sanduíche de Salame, Molho Pesto, Queijo de Cabra e Tomate, 115
Refeições rápidas. *Veja* lista de receitas, 107
Ricota
    Penne Mais do Que Fácil, 150

Salame, Molho Pesto, Queijo de Cabra e Tomate, Sanduíche, 115
Salmão
    Quiche de Salmão e Espinafre, 154
    Salmão ao Molho de Iogurte e Frutas

Cítricas, 126
Salmão au Poivre, 124
sanduíche de salmão e queijo derretido, 116 (variação)
Sanduíches
    Sanduíche Aberto de Sardinha, 112
    Sanduíche de Atum com Queijo Derretido, 116
    Sanduíche de Guacamole, Tomate e Manjericão da Justine, 114
    Sanduíche de Guacamole, Tomate e Queijo Brie, 113
    Sanduíche de Salame, Molho Pesto, Queijo de Cabra e Tomate, 115
Sanduíches de Sardinha, Abertos, 112
Sopas
    Sopa de Batata-Doce com Alho e Gengibre, 158
    Sopa de Feijão com Frango e Espinafre, 140
    Sopa de Lentilha, 160

Tâmaras
    Barras de Cenoura para o Café da Manhã, 102
    Muffins de Frutas, 98
Tina, Homus da, 110
Tomates
    Sanduíche de Guacamole, Tomate e Queijo Brie, 113
    Sanduíche de Guacamole, Tomate e Manjericão da Justine, 114
    Sanduíche de Salame, Molho Pesto, Queijo de Cabra e Tomate, 115
    Macarrão com Tomate, Manjericão e Queijo Feta, 117
Tortilhas, 63
    Fajitas de Carne, 134
    Pastéis de Frango com Feijão-Preto, 138
Trail Mix Caseiro, 64
Três Grãos, Muffins de Blueberry (Mirtilo) e, 100

Vegetais. *Veja também* vegetais específicos
    Refogado de Camarões com Vegetais e Castanhas de Caju, 136
    Penne Fácil e Rápido, 148
    Vegetarianos, Pratos Principais
    Arroz Frito com Ovos e Ervilhas, 123
    Fritada de Aspargos ou Brócolis, 130
    Macarrão Integral com Queijo, 146
    Penne Fácil e Rápido, 148
    Penne Mais do Que Fácil, 150
    Sopa de Batata-Doce com Alho e Gengibre, 158
    Sopa de Lentilha, 160
Vitaminas
    Vitamina Básica, 86
    vitamina de chocolate e manteiga de amendoim, 87 (variação)
    Vitamina de Pasta de Frutas Secas, 87

Mãe Saudável, Bebê Feliz foi impresso para a Larousse do Brasil
pela RR Donnelley em 2009.